アスリート医師が教える

最強のアンチエイジング

食事術51 運動術26

51 Ways to eat right

26 Effective workouts

The Best Anti-Aging Method Ever!

美容・アンチエイジング専門医
黒田愛美
Aimi Kuroda

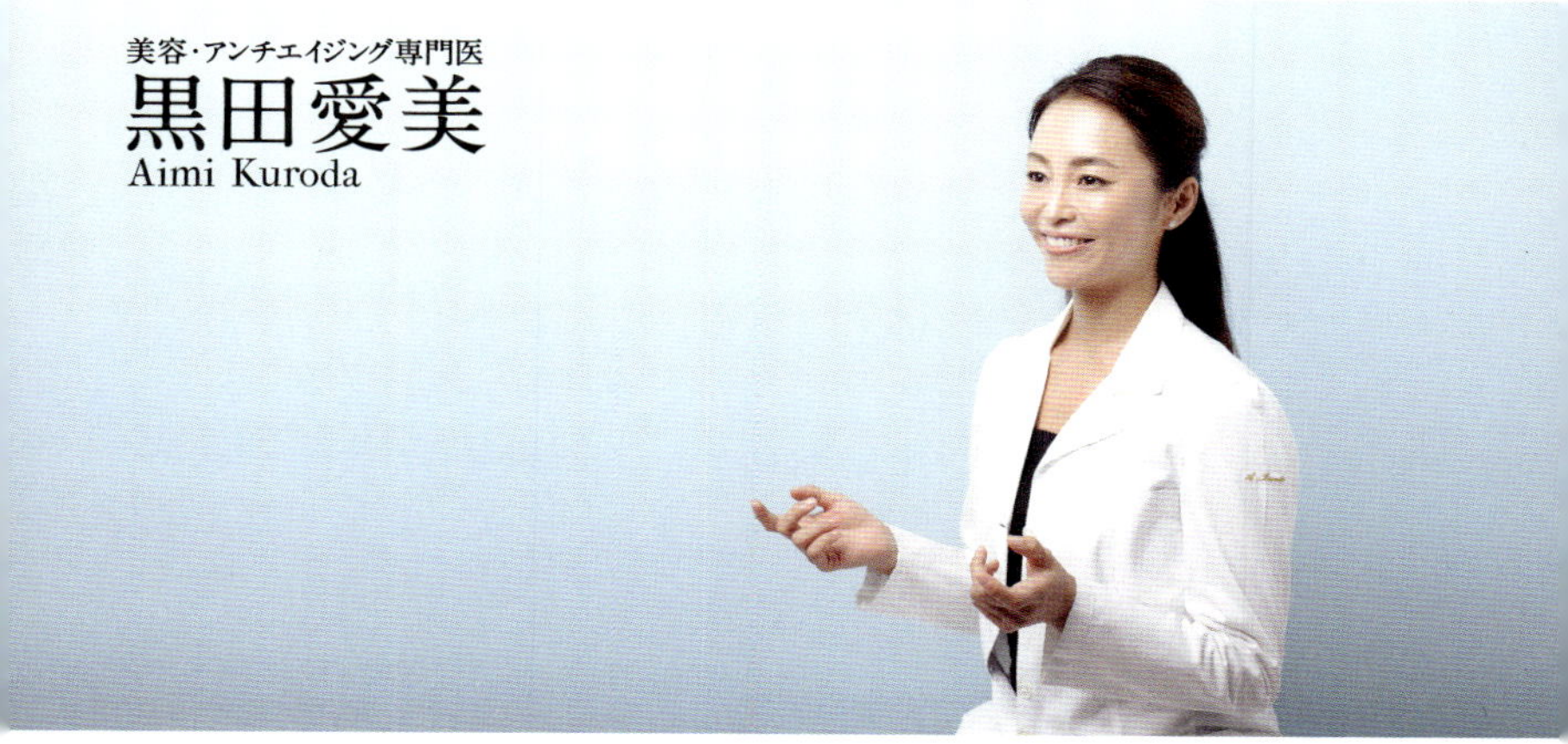

文藝春秋

アスリート医師が教える
最強のアンチエイジング
The Best Anti-Aging Method Ever!

食事術51 運動術26

51 Ways to eat right

26 Effective workouts

目次

目次

はじめに 012

第1章 やせてキレイになる人と老ける人の違い

食 運 糖質ゼロ、脂質ゼロ生活で生理が止まった 026

食 運 生理不順は10年後も引きずる 028

食 糖質を制限する前にまずは砂糖をやめる 030

食 ダイエット中に選びがちな〝逆効果〟になる食品 032

食 ダイエットに有効な2種類の油 034

レシピ 食 ココナッツオイルとチアシードのチョコレート 超簡単！ 最強のアンチエイジングレシピ1 037

食 美味しいスムージーレシピをダイエット用に変える 038
レシピ 食 デトックススムージー 超簡単！ 最強のアンチエイジングレシピ2 040
レシピ 食 美肌スムージー 超簡単！ 最強のアンチエイジングレシピ3 041
レシピ 食 抗酸化スムージー 超簡単！ 最強のアンチエイジングレシピ4 042
食 キレイになるヒントが隠されている遅延型アレルギー検査 043
食 ダイエットに効果がある食品でも毎日摂るのはNG 047
レシピ 食 亜麻仁油のハーブソルトドレッシング 超簡単！ 最強のアンチエイジングレシピ5 050
食 どの食事法、ダイエット法が合うかの見極めが大事 051
運 運動は楽しんで行なうのがキレイへの近道 054
食 運 肥満は老化を早める 057

第2章 運動で老ける人

運 運動でキレイになる人と老ける人の差 062
運 習慣的に運動をすると老けにくい 064
運 トライアスロンのレース後の血液データは死ぬ直前の人の数値になる 065
運 私が実践している老けない運動法 068
食 レシピ 疲労回復スムージー 超簡単！ 最強のアンチエイジングレシピ6 071
運 「飲む日焼け止め」で老化対策を！ 072

食 運 ビタミンCの摂取でシミやシワができにくくなる 074
食 運 女性トップアスリートの約40％が月経周期異常 077
運 フルマラソンは卵子酸化の原因 079
不妊のいちばんの原因はストレス 081
運 ハードな運動をしている人に不足がちなＤＨＥＡ 083
食 運 疲労回復がうまくできない人は副腎疲労かもしれない 085
運 水素はアンチエイジング効果絶大 089
食 運 健康と美容のための正しいプロテインの摂り方 092

第3章 パフォーマンスがアップする食事法

食 運 体の炎症が運動パフォーマンスを下げている 098
食 砂糖 控えるべき食べ物1 100
レシピ 食 甘酒アイス 超簡単！ 最強のアンチエイジングレシピ7 103
食 小麦（グルテン） 控えるべき食べ物2 104
食 乳製品 控えるべき食べ物3 106
食 アルコール 控えるべき食べ物4 110
食 運 カフェイン 控えるべき食べ物5 112
食 加工食品 控えるべき食べ物6 115

レシピ 食 いろいろ野菜のピクルス 超簡単！ 最強のアンチエイジングレシピ8 116
食 大きな魚 控えるべき食べ物7 117
食 オメガ3 摂るべき食べ物1 119
食 「まごわやさしい」 摂るべき食べ物2 121
レシピ 食 海苔と亜麻仁油の冷やっこ 超簡単！ 最強のアンチエイジングレシピ9 125
レシピ 食 酢納豆キムチ 超簡単！ 最強のアンチエイジングレシピ10 126
食 肉 摂るべき食べ物3 127
レシピ 食 スパイスジンギスカン 超簡単！ 最強のアンチエイジングレシピ11 129
食 医者に頼り過ぎてはいけない 130

第4章 最強の栄養の摂り方

体の中からキレイにする最強の治療 134
運 食 腸内環境を整えなければキレイになれない 138
食 体の中からキレイになれる本質的なヘルシー食 143
食 腸内環境を整える「プロバイオティクス」 摂るべきサプリメント1 146
食 エネルギー産生に欠かせない「ビタミンB群」 摂るべきサプリメント2 152
運 食 プロテインよりも吸収が早い「BCAA」 摂るべきサプリメント3 154
運 食 効率良く脂肪を燃焼する「L-カルニチン」 摂るべきサプリメント4 158
食 糖質の代謝&デトックスの味方「アルファリポ酸」 摂るべきサプリメント5 160

食 パフォーマンスアップなら「コエンザイムQ10」 摂るべきサプリメント6 162
食 運 疲労回復にてきめんに効く「ビタミンC」 摂るべきサプリメント7 164
卵子の酸化予防にもなる「水素」 摂るべきサプリメント8 167
食 運 アスリートの補給に欠かせない「マグネシウム」 摂るべきサプリメント9 170
やる気スイッチをONにする「DHEA」 摂るべきサプリメント10 174
運 紫外線による体への害を防ぐ「飲む日焼け止め」 摂るべきサプリメント11 176
食 消化と栄養吸収を助ける「消化酵素」 摂るべきサプリメント12 178
食 患者Aさん・50歳男性のケース 栄養療法外来 症例① 182
食 運 患者Bさん・17歳女性のケース 栄養療法外来 症例② 184
食 運 患者Cさん・29歳男性のケース 栄養療法外来 症例③ 187
おわりに 188

ブックデザイン　番　洋樹
本文レイアウト　鈴木知哉
写真　榎本麻美
釜谷洋史
ヘアメイク　ミヤチ

アスリート医師が教える

最強の
The Best Anti-Aging Method Ever!
アンチエイジング

食事術51
51 Ways to eat right

運動術26
26 Effective workouts

はじめに

最強のアンチエイジングとは

私は現在、アンチエイジング専門医として日々さまざまな症状の患者さんを診ています。

「アンチエイジング」というと美容的な、体の「外側」の若返りのイメージが強いと思いますが、「内側」を美しくすることも専門医としての大事な役目です。

病気にかからないようにその原因となり得るものを除去し、体の状態をできるだけ引き上げ、生活や仕事のパフォーマンスをアップさせる。これが体の内側からのアンチエイジングであり、医学的には予防医学と呼ばれる分野です。

そして体の内側の美しさを手に入れることこそが、最強のアンチエイジングだと私は考えています。

では、どうすればそのような美しさを手に入れることができるのでしょう。

それは、「食事」と「運動」が大きく関わっています。

あなたが「体に良いと思って食べているもの」や「体に良いと思ってやっている運動」は本当に美や健康のためになっているでしょうか？　私は職業柄、〝意識の高い人〟と接する機会が多いのですが、そのような人たちでも間違った知識で体に良くないことを実践しているケースがとても多いのです。

例えば、「腸内環境が良くなるようにヨーグルトを毎日食べている」という人。「やせてキレイになるためにハードな有酸素運動をしている」という人。残念ながらこれはどちらも体の内側を美しくするためにはなっておらず、むしろ逆効果。体に悪い影響を及ぼしています。

その理由は本書のなかで詳しく説明しますが、このように、せっかく体のためにと考えて実践していることが真逆の効果を生んでしまうのは本当に悲しいことです。

私が普段行なっているアンチエイジング外来では、患者さんにこのようなことも詳しくお話ししています。

トライアスリートとして伝えたいこと

自己紹介をさせていただく上でもうひとつ外せないのが、私がトライアスリートであるということです。

小学校から大学までは競技スキーの選手として活動していたのですが、医師になり、スキー自体をやめてしまいました。そんななか、何かまた真剣にスポーツがしたいと思い、トライアスロンのトレーニングをし始めたところ、その年に出場したロタ島の大会で女子の部総合4位に入賞したのです。

それをきっかけに、かつて選手時代だったころのスポーツへの情熱が再燃し、本気でトレーニングをするようになり、2017年、38歳のときにITU世界トライアスロンシリーズの日本代表選手に選出されるまでに至りました。

もちろん現在もトレーニングは行なっています。

しかし、トライアスロンというスポーツは想像以上に過酷です。スイム、バイク、ラン、3種類のトレーニングをするにあたり、紫外線や活性酸素による悪影響など、アンチエイジングとは真逆の問題だらけ。これらを放っておけばシミ、

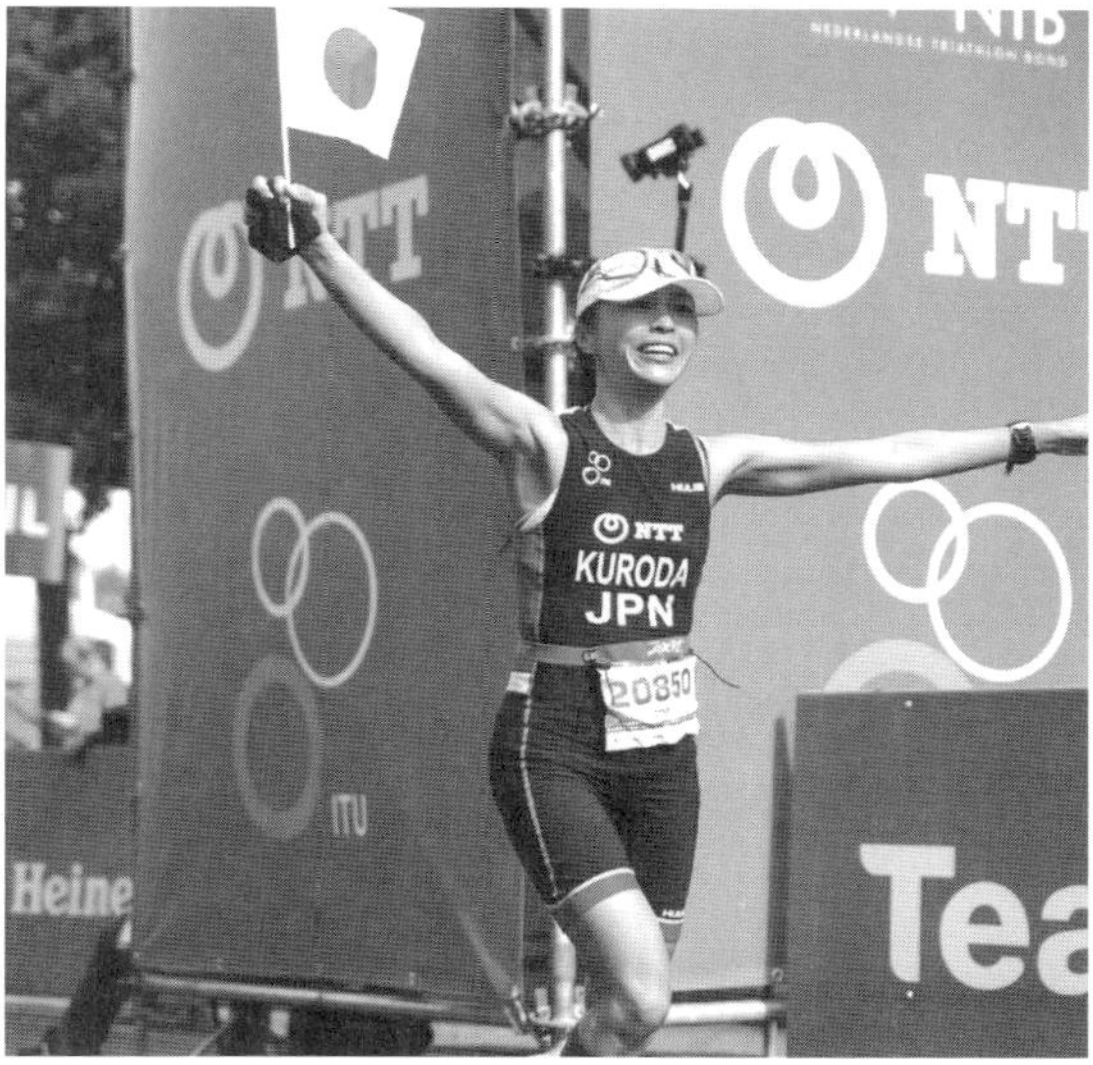

2017年9月17日にオランダのロッテルダムで開催されたITU世界トライアスロンシリーズグランドファイナルは気温11.8℃、水温16℃という寒さのなかのレースでした。スタート直後、スイム中にひどい過呼吸になったり、あまりの寒さに低体温になったり、さまざまなトラブルがありましたが周りの声援に支えられなんとか無事に完走。こんな私が日の丸を背負って走るのは申し訳ないと思い、この日のために猛練習を積んできました。最後はいろいろな気持ちがこみ上げてきて泣きながらのゴール。人生の大きな節目となりました。

シワ、たるみが増え、細胞や卵子の酸化も進んでしまいます。

そこで私は、運動によって引き起こされる数々のエイジング（老化）問題に負けないようなケア、具体的には食事と栄養（サプリメント）の摂り方について改めて学び、自分自身の体で試し、いわば〝実験〟を始めたのです。

自宅にはたくさんのサプリメントを常備していて、その日の体調や食事、運動量などによって摂るものや量を毎日変えています。そして、体に合わない、効かないと感じたらその都度種類を変えたり、量の調整もしています。

最強のアンチエイジングのために、この実験はまだまだ続けるつもりです。

本書では、アンチエイジング専門医であり、トライアスリートである私自身が実践して、これは体に良い！と自信をもって言える「食事術」と「運動術」をお伝えしたいと思います。

食事術のなかには、サプリメントの摂り方も含まれています。

特に運動習慣がある人は、体に必要な栄養を食べ物からだけで摂るのが非常に難しいです。そしてそれを補うのがサプリメントです。

ただし、どのような栄養素（サプリメント）をどのぐらい摂ると良いのかは、その人の体調や運動量などによって異なります。

そこで本書では、私自身が効くと感じて愛飲しているものを、その摂り方と併せてご紹介したいと思います。私の運動習慣についても記載しますので、総合的にみて、参考にしていただけると嬉しいです。

アンチエイジング専門医になった理由

少し話が前後しますが、私がアンチエイジング専門医になった経緯をお話しさせてください。

私は医者になった当初、外科医として大学病院に勤務していました。学生時代に出会った乳がんの患者さんの影響を受け、「女性のための外科医になりたい」と思ったことが志すきっかけでした。

大学病院で日々乳がんの患者さんと接しているうちに、今度は乳がん手術後の乳房再建や豊胸について深く学びたいと思うようになりました。これは美容外科医の仕事です。また美容外科医には麻酔の知識も必要だと考え、2年間の研修を経て麻酔科標榜医の資格を取得しました。

そして晴れて美容外科医となり、大手美容外科に入職し、豊胸や二重《ふたえ》術の美容

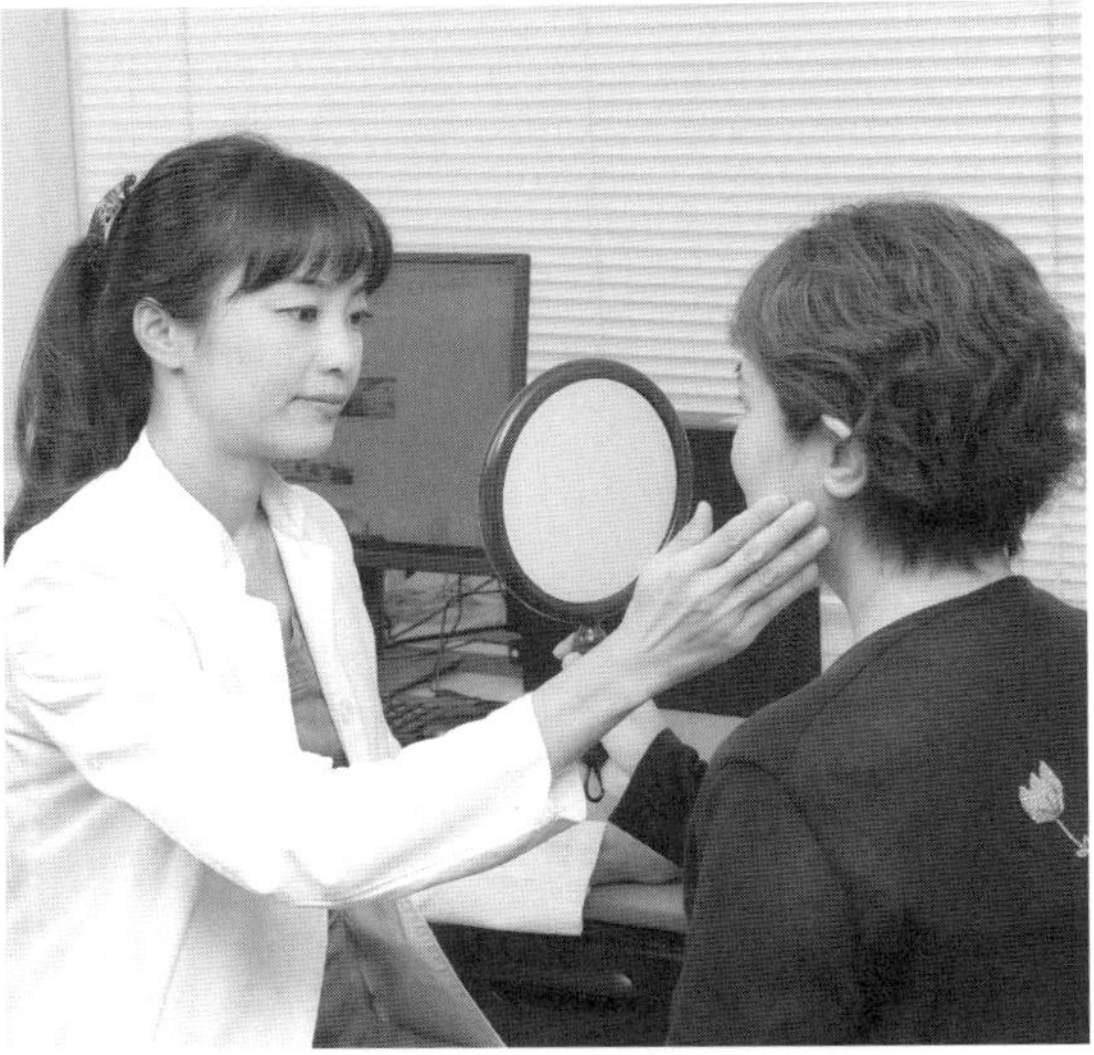

2007年に大手美容外科に入職。その後同グループのスキンクリニック（美容皮膚科）を立ち上げ、初の女性院長に就任しました。しかし、私自身がアスリートであることと、周りにアスリートが多いこともあり、次第に「体が酸化しやすく老化が早いアスリートの体の問題を何とかしたい」と思うようになりました。そのような気持ちも後押しになり、2014年8月に勤務していた大手クリニックの院長を退任。その後は予防医学や分子栄養学などを改めて学び、現在はアンチエイジング内科医としても活動しています。

整形手術など、さまざまなオペを行なってきました。

美容外科医は手術や注射などによって「外側から人を美しくする仕事」です。私は手術（手を動かすこと）が大好きで、この仕事に誇りとやりがいを持っていました。

しかし、この仕事を8年ほどやっていくなかで、皮肉にも、本当の美しさは外側からだけではつくれない、ということも実感してしまったのです。

手術をして外見が美しくなり「キレイ」には見える。でも「魅力的」に見えるかといえば、決してそうではないのです。

では、魅力的な女性は何が違うのでしょう。それは「内側からの美しさ」に尽きます。手術を施して外側からいくら美しくして差し上げても、内側が美しくなければ、生き生きとした感じ、キラキラとした印象、人を惹きつけるような魅力は溢れ出てこないのです。

真の美しさは内側から出てくるものであり、外側の美しさはその補助に過ぎないと私は確信しています。

私たちは食べたものでできている

内側からの美しさを得るためには、やはり「食生活」が最も大きく関わっています。

私たちは食べたものでできています。食べたものはダイエットはもちろん、仕事や運動のパフォーマンスアップ、病気にも直接的に繋がります。「食」以上に内側からの美しさ、アンチエイジングを左右するものはないのです。

私はもともと、食事をすること、美味しいものが大好きで、寝る前には翌朝何を食べるか考えるのが楽しみなくらい、食いしん坊です。まさに食べることがいちばんの幸せです。

そして、同じように食べることが大好きな料理人である母に育てられたので、物心がつくころには美味しい料理を舌で覚えてしまい、食べることが楽しみになったのだと思います。

ただし私は、昔も今も食べたら食べた分だけ太るタイプです。小学生のころは競技スキーに取り組んでいたこともあり、母が体重や栄養などに細かく気を配ってくれていたのでやせ型をキープしていました。

ところが中学1年生のときにアメリカに留学した際、2年間で約10kgも体重が増えてしまったのです。さらに、それまでは便通で悩んだことなどなかったのに、渡米を機に日々便秘で悩むようにもなりました。

食生活を振り返ってみると、日本にいるときは母の手料理がメインだったわけですが、母は栄養面を気遣ってくれるのはもちろん、マヨネーズやソース、ドレッシングなどの調味料も全部手づくり。もちろん加工食品はほとんど使っていませんでした。お弁当のふりかけなども見たことがなく、友達が学校で使っているのを見て、おねだりしたのを覚えています。

おやつも、蒸かしたお芋や母の手づくりのプリンなどで、スナック菓子などは一切食べさせてもらえませんでした。毎日3食、無添加の料理を食べさせてもらっていたのです。

アメリカに行って体重が増加したのも、便秘になったのも、疲れやすくなって肌が荒れていったのも、すべて「食べたもの」のせいだったことが今になるとよくわかります。

ここ数年、女性の間では男性顔負けのトレーニングブームが続いています。意識の高い多くの女性が「キレイになりたい」と願い、そのために食べるものを厳選し、運動に励んでいます。

繰り返しになりますが、その食べ方や運動の方法がもし間違っていたら、それはキレイになるとは真逆。老ける原因になっている可能性が非常に高いです。間違った知識を払拭し、本質的な意味での美しさをひとりでも多くの女性に手に入れてほしいと願っています。

「正しい食事」によってつくられた体で、「正しい運動」をすることが、内側からの美しさを引き出し、本質的なアンチエイジングになる。

これが、美容外科医、美容皮膚科医、アンチエイジング内科医、臨床分子栄養学認定医として多くの患者さんを診察し、トライアスリートとして日々運動に励んでいる私が導き出した答えです。

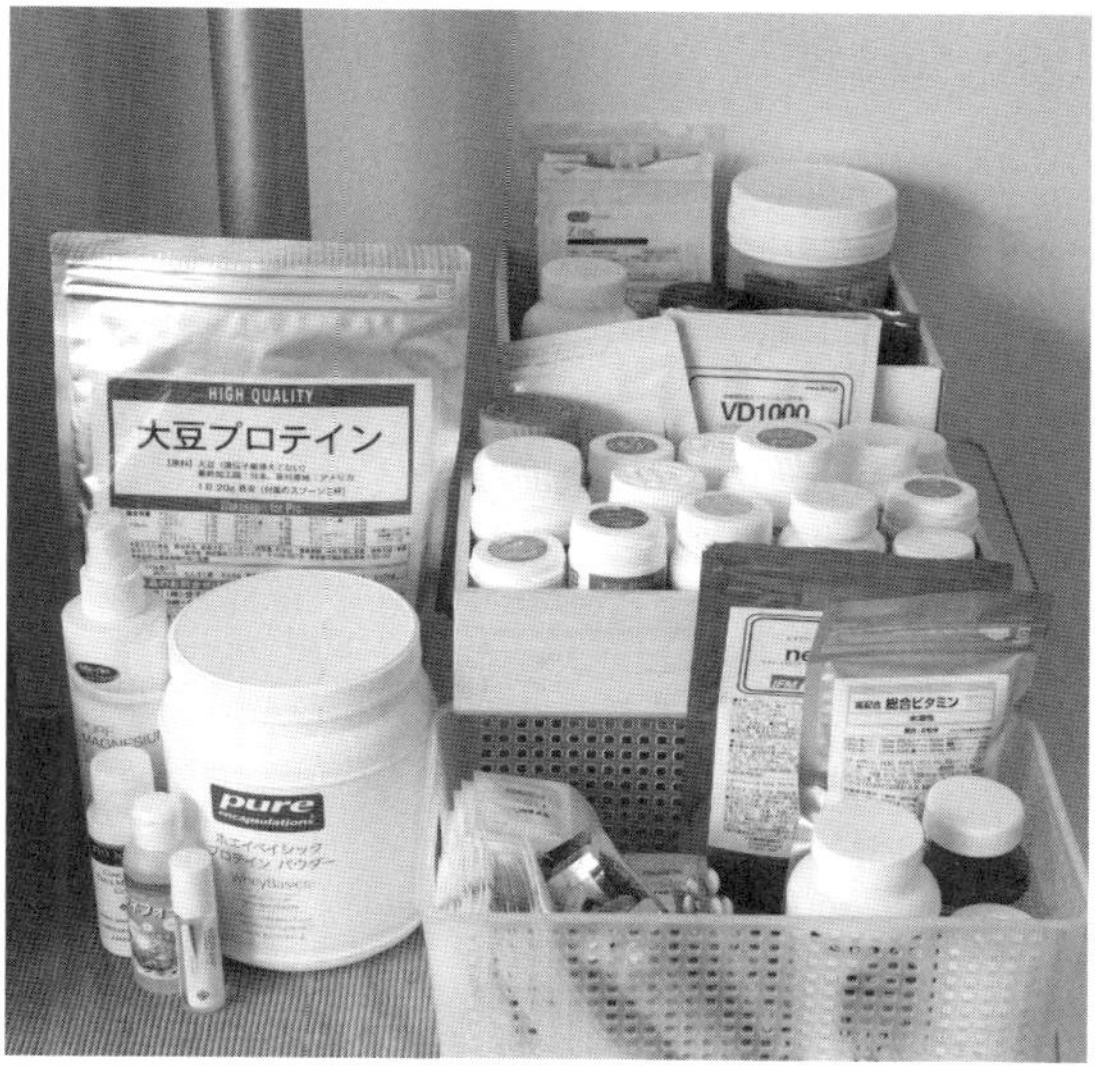

体の内側からのアンチエイジングには食事が最も大事。そして、食事から十分に摂れない栄養はサプリメントで補うことも必要です。栄養を正しく補うことで健康を維持する治療=栄養療法（オーソモレキュラー、分子栄養学、機能性医学とも呼ばれます）を学んでからは、アスリートでもある私自身の体でその効果を試しています。自宅には、このようにさまざまな種類のサプリメントを常備して、その日の体調やトレーニング量などによって飲み分けています。サプリメントの摂り方については第4章で詳しくお話ししています。

本書は、「食事術」と「運動術」、どちらのトピックについて解説しているのか、もしくはその両方について解説していることを、見出しの上にマークを付けて目印にしています。興味のあるトピックから読み進めていただいても構いません。

私が日常的につくっている、とても簡単なレシピも紹介しています。

食事術51、運動術26。ひとつでも多くを実践していただくことが、最強のアンチエイジングへの近道になります。

第 1 章

やせてキレイになる人と老ける人の違い

糖質ゼロ、脂質ゼロ生活で生理が止まった

最近は、「やせたければ運動より食事」という考え方が一般的になりました。私もそれには同意見で、割合でいえば、だいたい運動2：食事8ぐらいだと考えています。結局は、食事をコントロールしないといくら運動をしてもやせません。

とはいえ、急激な食事制限をすると、脂肪だけでなく筋肉も落ちてしまう。体重が落ちるだけでいいならダイエット成功といえるのかもしれませんが、それが果たして健康的で美しい女性の体なのかといえば、私にはそうは思えません。

女性の場合は特にホルモンバランスが健康と美しさに大きく関わってきます。

10年以上前になりますが、私がスポーツジムに通い始めたころ、そのジムオリジナルの「3週間プログラム」というメソッドがありました。

食事は3週間糖質ゼロ、脂質ゼロ。たんぱく質と食物繊維だけの生活をする。さらに、その間は週4回のトレーニングをするというプログラムでした。糖質ゼ

ロ、脂質ゼロというのも厳密で、例えばトマトのような糖質が含まれている野菜もすべてＮＧ。

私は根が真面目なので（笑）、そんな厳密なルールもしっかり守って３週間やり抜きました。もともと太ってはいなくて、体重は48㎏ぐらいでしたが、３週間プログラムで46・５㎏になり、体脂肪率は22％ぐらいだったのが14％まで落ちました。

そのスポーツジムにとっては、自社で考えたプログラムに数字的な結果が伴い、大成功だったのかもしれません。でも私はこれを機に生理が止まり、見た目も鶏ガラみたいになってしまったのです。

また、私は医師として病院に勤務してから一度も遅刻や早退や病欠ということがなかったのですが、体力と免疫力の低下から発熱が続いて、上司から早退を命じられるという事態にもなりました。

この３週間プログラムを経験して、女性が美しくやせることとの大切さが改めてわかりましたし、体重が減ることだけを目的としたダイエットの危険性についても身をもって知ることができました。

生理不順は10年後も引きずる

この3週間プログラムを体験する前は1カ月に1度必ず生理があったので、生理がこなくなるというのも人生初の経験でした。

元通りの食生活に戻し、体重や体脂肪も徐々に増やしていきましたが、その後はピルを服用しないと生理が来ないという状態がしばらく続きました。

その後、約3年かかって一応元の周期には戻りましたが、10年以上経った現在でもこのときの経験を体が引きずっていて、今でもほんのちょっと体脂肪率が落ちただけで生理が止まるということが度々あります。

このような経験からも、身長157・5㎝の私のベスト体重は48kg、体脂肪率は20～22％ぐらいということがよくわかりました。でもこの数値は人それぞれです。なかには体脂肪率が14％でも生理不順もなく健康という人ももちろんいます。

いちばん体に良くないのは、急激に何かをやる、変えるということです。

人間には代償作用があるので、少しずつ変化していくことに対してはバランスを保てることが多いのですが、急激な変化にはその作用が間に合わないということが多々あるのです。私が行なったプログラムも3週間ではなく、3カ月ぐらいかけて徐々にということであれば、もしかしたら対応することができたかもしれません。

エストロゲンやプロゲステロンなどの女性ホルモンは、脳の下垂体から指令が出て卵巣から分泌されます。ホルモンが足りなければさらに出すように指令が出てまたつくるというシステムがあるのですが、急激にホルモンが足りなくなると脳からの指令も、ホルモンをつくること自体もついていけなくなってしまうのです。

そして、このシステムが一度狂ってしまうと復活するのにも時間がかかるのです。

糖質を制限する前にまずは砂糖をやめる

ここ数年で糖質をカットして体重を落とすことはダイエット法として定着しましたが、完全に糖質をゼロにするという極端なやり方はおすすめしません。

糖質をゼロにするということはお菓子などの嗜好品だけでなく、お米などの穀物類、フルーツや野菜にも食べられなくなるものがたくさんあります。そしてこれら一部の食品をすべてカットすることで栄養不足や体重不足になり、ホルモンを正常につくることができなくなります。

とはいえやはり糖質とダイエットは切り離せませんので〝適度に摂る〟ことが大切になってきます。この〝適度〟というのが難しいと思いますが、まずは精製された砂糖＝いわゆる白砂糖をカットすることから始めてみてください。

白砂糖を普段の食生活から排除しても、何ひとつ体に悪い影響はなく体重を減らすことができます。むしろ精製されたものを排除することは体にとっていいことずくめです。

ダイエット中は糖質を多く含むフルーツの摂り過ぎも気にしなくてはいけませんが、一方でフルーツから摂れるビタミンは大切な栄養素でもあります。

特に女性にとっては美肌やアンチエイジングにも欠かせません。キウイやグレープフルーツなど糖質量が比較的低く、ビタミンを豊富に含んでいるフルーツを選ぶといいでしょう。

キレイな肌やホルモンバランスを保ち健康的に美しくやせるなら、朝食はビタミンが豊富で糖質量が少ないフルーツや野菜を摂って、昼食はたんぱく質をメインに。夕食は糖質を極力控えたメニューにするのがおすすめです。3カ月以上、長い目でみながらのんびり続けることが美しくやせるコツでもあります。

ダイエット中に選びがちな〝逆効果〟になる食品

ダイエット中に摂るもので最も気を付けていただきたいのは飲料です。甘いものはまったく食べませんと言う人も、詳しくお話を聞くと、砂糖入りのカフェラテやスポーツドリンク、エナジードリンク、美肌効果をうたったものなどを飲んでいることが多いです。

また、いわゆるカロリーゼロの炭酸飲料などには、アスパルテームやアセスルファムKといった人工甘味料が使用されています。この類の飲料は一見ダイエットのお供に良さそうですが、人工甘味料は体内に入ると細胞の代謝を悪くする性質があり、太りやすくなってしまうという逆効果を生みます。また、細胞の老化や、それに伴うさまざまな病気にも繋がります。

人工甘味料入りのカロリーゼロ飲料を飲むぐらいなら通常の砂糖入りの商品を選んだ方がまだマシです。

これ以外にも果糖ブドウ糖液糖、高果糖液糖といった甘味料が使用されている飲料もありますが、同様に注意してください。

空腹感をミントで紛らわすという話もよく聞きますが、これも要注意です。アメやチョコレートなどに比べて、スーッとした清涼感があるミントはダイエット中でも口にすることに抵抗感が少ないかもしれませんが、これは「人工甘味料の塊」だと認識してください。

もうひとつ、「ドライフルーツなら大丈夫」と思っている人が多いのも気になります。ドライフルーツはそもそも糖質が高く、製造過程で砂糖を添加しているものも多いです。スナック菓子を食べるよりはマシですが、あまりおすすめはできません。

ダイエットに有効な2種類の油

ダイエット中は油を控えた方が良いと思われがちですが、じつはダイエットに有効な油もあります。

まずひとつ目は、亜麻仁油やえごま油といった「オメガ3系」です。

オメガ3系脂肪酸の代表格にα-リノレン酸がありますが、これは体内でつくることができない必須脂肪酸です。

オメガ3系は脂肪の蓄積の予防や糖尿病予防にも効果があり、体内の炎症を抑える働きや、腸内免疫を改善させる働きもあります。

さらに、血液をサラサラにして、高血圧、動脈硬化、アルツハイマーの予防にも繋がります。

もうひとつ、ダイエット中に積極的に摂るといいのは「中鎖脂肪酸」です。中鎖脂肪酸の代表格はラウリン酸で、体内の脂肪を燃やして排出を助ける作用があります。

スーパーフードとして人気の高いココナッツオイルには、中鎖脂肪酸が約60%含まれています。また、中鎖脂肪酸１００%の油のことを「ＭＣＴ（Medium Chain Triglyceride）オイル」と呼び、これも最近はスーパーなどで売られています。1日大さじ1杯ぐらいを目安に摂ってください。

私は甘いものが欲しくなったときは、ココナッツオイルとココア、チアシードなどでつくったヘルシーチョコレートを食べています。とても簡単につくれますので、37ページのレシピを参考にぜひ試してみてください。


一方で控えた方がいい油はオメガ6系とトランス脂肪酸です。

コーン油や大豆油といったオメガ6系脂肪酸の代表格はリノール酸です。これは体内でつくることができない必須脂肪酸ですが、そもそも日本人の普段の食生活では摂り過ぎの傾向にあります。トランス脂肪酸は肥満を引き起こすだけでなく摂り過ぎによる健康被害が世界的な問題にもなっています。

これらの摂り過ぎは、アレルギー、動脈硬化、体内の炎症などを引き起こす原因にもなります。

積極的に摂るといい油

オメガ3系脂肪酸	亜麻仁油、えごま油、チアシードオイルなど

・酸化しやすいので開封後は早めに使い切る
・加熱せず、ドレッシングなど生で使うのがおすすめ
・サバ、アジ、イワシなどの青魚にも豊富に含まれている

中鎖脂肪酸	ココナッツオイル、パーム核油など

・ココナッツオイルは熱に強く酸化しにくいので加熱使用もOK
・MCTオイルは加熱NG。ドレッシングなど生で使う

控えた方がいい油

オメガ6系脂肪酸	コーン油、大豆油、ごま油など

・コーン油、大豆油、ごま油などの植物油のなかでも、いわゆるサラダ油に含まれている。加工食品やファストフードに多く使われている。

トランス脂肪酸	マーガリン、ショートニング、ファットスプレッドなど

・マーガリン、ショートニング、ファットスプレッドを原料に使ったパン、ケーキ、クッキー、ドーナッツなどの洋菓子、ポテトフライ、唐揚げなどの揚げ物に多く含まれている。

超簡単！
最強のアンチエイジングレシピ 1

ココナッツオイルとチアシードのチョコレート

材料

ココナッツオイル…100ml
ココア…小さじ2
チアシード(倍量の水で戻す)…小さじ1.5
羅漢果…小さじ1、またはラフィノース…小さじ2

つくり方

❶すべての材料をボウルに入れてよく混ぜ合わせる。
❷市販のチョコレート型に❶を流し込み、冷蔵庫で2時間ほど冷やして完成。

チョコレート型がない場合はラップや保存袋などを使って冷やしてもOK！

ポイント

中鎖脂肪酸のココナッツオイルとオメガ3脂肪酸を含むチアシードは、ともに脂肪燃焼効果が高くダイエットにも効果大。また、ココナッツオイルに含まれるカプリル酸は抗菌作用があり、腸内環境改善に役立ちます。

甘みは羅漢果という植物からつくられる天然甘味料や、オリゴ糖の一種ラフィノースなどを使用してください。この2つは腸内環境に悪影響がなく、砂糖の代用品として安心して使用できます。

ハチミツも砂糖の代用品として使えますが、砂糖同様、悪玉菌のエサになることがあるのであまりおすすめできません。

チアシードの代わりに、ナッツ、ドライフルーツ、フラックスシード(亜麻仁の種)、お好みでグラノーラなどを入れても美味しいです。

美味しいスムージーレシピをダイエット用に変える

ダイエット中の定番メニューといえば朝のスムージーですよね。レシピも無限にあって、ウェブ検索すれば山のように出てきますし、専門書もたくさん出版されています。

私もスムージーは大好きで頻繁につくって飲んでいますが、巷に溢れているレシピを見ると、ほとんどが甘過ぎるなあという印象です。美味しくないレシピは人気が出ませんし、一般的に美味しいと感じるのはだいたい甘いものです。

一概には言えませんが、人気のレシピ本などに掲載されているレシピをそのまま再現してもほとんどがダイエットのためにはなりません。それどころか、糖質が多く、健康に良くないものも多いです。特に「美味しい」と感じるレシピは糖分が多いと考えてほぼ間違いないでしょう。

そこで、一般的なスムージーのレシピを簡単にダイエット用に変える方法をお教えしたいと思います。

①レシピに掲載されているフルーツの量を半分にする
（例えばリンゴ半分と書いてあるものは4分の1に減らしてください）
②野菜の量を倍にする
（減らしたフルーツの分を野菜で補ってください）
③牛乳や豆乳を使用している場合は水に差し替える
④ヨーグルトやハチミツを使用している場合はカットする
⑤ココナッツオイル、亜麻仁油、MCTオイルなどの良質な油を小さじ1杯を目安に加える

一般的なレシピも糖分や乳製品をカットして、さらに脂肪燃焼を促進する油をプラスすれば立派なダイエットスムージーに早変わりします。

以下に私が普段つくっている朝のスムージーのレシピを3種類紹介します。もちろんダイエット中にもおすすめです。こちらもぜひ試してみてください。

超簡単！

最強のアンチエイジングレシピ 2

デトックススムージー

材料

バナナ…1/2本
リンゴ…1/2個
小松菜…4茎
水…150ml

つくり方

1. すべての材料をミキサーに入れて、なめらかになるまで攪拌する。

ポイント

バナナとリンゴに含まれる食物繊維、小松菜に含まれるグルコシノレートやグルタチオンはデトックス効果抜群です。バナナにはオリゴ糖も含まれていて腸内環境を整える働きも。さらにリンゴにはクエン酸が含まれているので疲労回復にも繋がります。

便秘解消やデトックスに効果抜群です。

超簡単！
最強のアンチエイジングレシピ 3

美肌スムージー

材料

トマト…1個
赤パプリカ…1/2個
セロリの葉…1本分
リンゴ…1/2個
オリーブオイル…小さじ1
水…150ml

つくり方

❶すべての材料をミキサーに入れて、なめらかになるまで攪拌する。

ポイント

トマトは抗酸化作用の高いリコピン、コラーゲンの生成をサポートするビタミンC、肌の乾燥やシワなどの改善に役立つβカロテンなどが豊富。赤パプリカは抗酸化作用のあるカプサイシン、さらにビタミンCやβカロテンも含まれています。セロリは食物繊維、ビタミンC、ビタミンE、βカロテンが豊富。リンゴにはポリフェノールも含まれていて美肌効果も期待できます。

リコピン、ビタミンE、βカロテンなどは油と一緒に摂ると吸収率がぐんとアップするので、オイルを少し加えるのもポイント。オリーブオイルの代わりに、MCTオイルや亜麻仁油を使用するのもおすすめです。

超簡単！
最強のアンチエイジングレシピ 4

抗酸化スムージー

材料

アサイー（冷凍）…100g
にんじん…1/2個
バナナ…1/2本
ほうれん草…1束
水…150ml

つくり方

1. すべての材料をミキサーに入れて、なめらかになるまで攪拌する。

ポイント

抗酸化力が高いフルーツ、アサイーをメインにしたレシピです。アサイーはポリフェノールのほかにも鉄やビタミンEを豊富に含んでいます。にんじんとほうれん草も抗酸化作用が強いβカロテンが豊富。

ハードな運動や屋外で活動する予定がある日はしっかり抗酸化することが大事。そんな日の朝におすすめのレシピです。

キレイになるヒントが隠されている遅延型アレルギー検査

一般的にフードアレルギーというと、食べてすぐにかゆみが出たり、口の中がイガイガしたり、呼吸困難などに陥る「即時型アレルギー」を指します。

そしてじつはもうひとつ、即時型に対して「遅延型アレルギー」というフードアレルギーがあります。

これは特定の食品を摂取したあと、6～24時間経過してから徐々に症状が出てくるものを指します。疲労感、倦怠感、消化管の不快感、関節の炎症、副鼻腔炎、頭痛、湿疹など、即時型と比べるとはっきりとした自覚症状がないことが多く、また、多岐にわたる場合もあります。

不定愁訴のようなはっきりとしない症状が多いこともあり、その食べ物がアレルギーを引き起こしていると知らずに食べていることがほとんどです。

即時型がＩｇＥ抗体を介したアレルギー反応であるのに対し、遅延型アレルギーはIgG抗体を介した反応で、そのメカニズムはまったく異なるものです。
遅延型アレルギーによって引き起こされる症状は、細胞の炎症などによってミトコンドリア機能が低下することが原因です。ある特定の食べ物が腸内で正常に分解されずに炎症を起こすことで前述したような症状が出てくるのです。

ただし、IgG抗体によるアレルギー反応は〝病気〟ではないため、日本のアレルギー学会ではこの診断の有効性を認めていません。医者の間でも賛否両論あるのが事実です。この検査は保険適用外で、検査機関も日本にはなく、すべて海外で行なわれています。

そして、そのような事実を踏まえても、私は、遅延型アレルギー(IgG抗体)検査は、病気を未然に防ぐ予防医学の観点からとても有効的で、大切なものだと考えています。

実際にそのように考える人も年々増えてきて、最近は遅延型アレルギー検査を希望する患者さんがとても多いです。クリニックによって差はありますが、価格はだいたい4万~5万円で、100~200の食品に対する検査ができます。血液を採取して3週間ほどで結果が出ます。

私も定期的に検査をしていて、2015年に初めて検査した際は、さやいんげん、いんげん豆、パン酵母、乳製品全般、卵黄、パイナップルなどにアレルギー反応が出ました。

このときはパンも乳製品も大好きで、特にヨーグルトは健康のためにと思い毎日摂っていました。ところが、乳製品全般NGということは、ヨーグルトはもちろん、卵黄が含まれているようなスイーツやチーズ、バターもだめということ。これらをすべて排除する食生活なんて……とショックを受けました。

でも、患者さんにもきちんと説明するのですが、これらは一生食べてはいけないのかというと、そうではありません。

IgG抗体は、アレルギー源である抗原を3~6カ月程度摂取しないことによって抗体が減り、アレルギー反応が出なくなります。つまり頑張って半年間がまんすればまた食べることができるのです。

私は完全に除去するのは無理でしたが、できるだけ反応が出たものを控える食生活を続けて体調がとても良くなりました。最近行なった検査でもアレルギーはほとんど出ませんでした。

ただし、良くも悪くもIgG抗体の反応は食生活によって変化するので、一度行なった検査の結果がずっと有効であるわけではありません。

アレルギー反応が出る食品を控えることで腸内環境が整い、代謝も良くなってダイエット効果がアップすることもあります。肌荒れやじんましんなどが改善される人もたくさんいます。もちろん運動のパフォーマンスアップにも繋がります。

自費診療なので少し値は張りますが、キレイにやせたいという女性にはぜひおすすめしたい検査です。

ダイエットに効果がある食品でも毎日摂るのはNG

「ダイエットには○○が良い」とテレビや雑誌などで特定の食品を取り上げることがよくあります。

低カロリーで食物繊維が豊富なリンゴを食べ続けるとやせるとか、納豆やキムチなどの発酵食品が腸内環境を整えダイエットに効くとか、高たんぱく低カロリーの豆腐はダイエット食の味方とか、いろいろな食品がピックアップされます。

たしかにこのように取り上げられる食品には、良い栄養素があって、それがダイエット効果を上げるということもあります。

でも、どんなに体に良い食べ物でも毎日摂り続けることは危険です。

日々同じものが体に摂り込まれることは、メリットよりもデメリットの方が大きくなってしまうのです。

じつは、前項でお話しした遅延型アレルギーの抗原（アレルギー源）は、毎日続けて食べているもの、好きでよく食べているものなどが原因物質になるケースが非常に多いのです。

体質や食べ物によっても異なりますが、一般的に、同じものをたくさん摂ることで、それを分解する腸の力が弱まり、正常に消化、吸収できなくなってしまうと考えられています。

好きなものほど食べる頻度が高くなるものですが、それによって遅延性アレルギーのリスクが高まってしまうのです。

このようなことからも、ダイエットに効きそうとか、体に良さそうという食べ物でも、毎日ではなく、ローテーションで食べるのがいいでしょう。何事もバランスが大事です。

ローテーションの中に積極的に入れるといいのは食物繊維が豊富な葉野菜です。葉野菜は血糖値の上昇を抑制する働きがあり、カサもあって満腹感を得られます。キャベツ、レタス、ケール、ほうれん草など種類も豊富ですが、できればそのときの旬のものを選ぶといいでしょう。

現在はハウス栽培などで一年中同じ野菜を購入することができますが、旬のものは栄養価が高く、例えばほうれん草だと旬のものと旬でないもので約6倍、栄養価の差が出たというデータもあります。

私も旬の野菜をふんだんに使ったサラダをよく食べています。そして、せっかく野菜を食べるなら、ドレッシングも体に良いものを手づくりするのがおすすめです。手づくりする際は、ぜひ亜麻仁油やＭＣＴオイルなどの良質な油を使ってください。

超簡単！

最強のアンチエイジングレシピ5

亜麻仁油のハーブソルトドレッシング

材料

しょうゆ…50ml
穀物酢…50ml
亜麻仁油、またはMCTオイル…100ml　2つをミックスしてもOK！
ハーブソルト…適量
お好みのスパイス…適量

つくり方

❶ドレッシングボトルにすべての材料を入れてよく混ぜ合わせたら完成。

ポイント

オメガ3系脂肪酸の亜麻仁油や、中鎖脂肪酸100％のMCTオイルを日常的に摂れるドレッシングを冷蔵庫の中に常備しておくと便利。

スパイスやハーブはかつて漢方に使われていたものも多く、いわば「天然のお薬」。ヘルシーな上、味に深みも出ます。

ペッパー、オレガノ、ローズマリー、ローレル、ターメリックなど、好みのものをいろいろ加えて試してみてください。

どの食事法、ダイエット法が合うかの見極めが大事

糖質制限、パレオ食事法、ヴィーガン、MEC食など、さまざまなダイエット法や健康法があり、ハリウッドセレブなどがダイエットに成功したとメディアで取り上げられるたびに日本でブームが起こります。

私も患者さんに、どれが良いの？とよく聞かれるのですが、良いとか悪い、正しいとか間違っているということではなく、合う人と合わない人がいることを理解するのが大事だと思っています。体質は人それぞれですから、ひとつの方法が万人に合うわけではありません。

例えば、ダイエットのために糖質を控えてたんぱく質を中心にした食生活に変えて成功する人もたくさんいるでしょう。しかし一方で、日本人は消化酵素がもともと少なく、肉を消化するのに内臓に大きな負担がかかり体内炎症の原因にもなります。もちろん個人差がありますが、消化酵素の分泌力が低い人が肉中心の

食生活にした場合、やせる以前に、体調が悪くなる可能性が高いです。
自分の体質に合う、合わないのいちばんわかりやすい目安は、便の状態をよく観察することです。便秘や下痢などの症状が出る場合は、明らかに消化、吸収がうまくいっていないので、やめるのが得策です。

私自身は、なるべくオーガニックのものを食べようとか、体に良くないものを摂らないようにしようというのはありますが、どの食事法にも頼っていません。むしろ自分の内臓の声を聞くような、本能に従う食生活を送っています。人間は本来、自分が不足しているものを食べたくなるものだと思うのです。たんぱく質が足りていなければお肉が食べたいと思うし、ビタミンや食物繊維が不足していると野菜が食べたいと思う。そういう感覚を養い、大切にするのも大事だと考えています。

クリニックで扱っている検査の中に、肥満遺伝子検査というものもあります。これは、糖質、脂質、たんぱく質の三大栄養素に関係する遺伝子を検査して、その人にどんなダイエット法や食事法が合っているのかを解析するものです。どんなダイエット法を試しても失敗してしまうという人にはおすすめの検査です。

いずれにしても、ひとつの食材を毎日摂り続けるダイエット法はもってのほかですが、興味があるものを試すなら、日々の体調の変化を細かく観察しながら行なうことが大事です。

運動は楽しんで行なうのがキレイへの近道

運動はできれば週に2~3回。有酸素運動を週に1~2回30分、筋トレを週に1~2回30分といった具合に、組み合わせて行なうのがベストです。そして運動は食事を摂る前に。BCAAなどの栄養素の補給以外、体にエネルギーを与えない状態で運動した方が効率よく脂肪が燃焼します。定期的にこれを続けるのがキレイにやせる近道です。

有酸素運動はカロリー消費、むくみの軽減、デトックス効果などが期待できます。ただしこれだけでは筋肉はつかないので筋トレと組み合わせることが大事。筋トレは成長ホルモンの分泌を促してくれます。肌がキレイになり、アンチエイジング効果も抜群です。さらに、二の腕、ウエスト、お尻、脚などのラインをキレイに整えるには、やはり筋トレが必要になってきます。

ただやせるだけでなく、キレイにやせたい人は有酸素運動と筋トレ、両方をバランス良く行なってください。

また、運動をしたあとは、ストレッチやマッサージなど筋肉をほぐすメンテナンスをセットで行なうと疲労回復やケガ防止に有効的です。メンテナンスとしてヨガを取り入れるのもおすすめです。

有酸素運動というとランニングやウォーキングが最も手軽でおすすめですが、日焼けが気になるなどの理由で気乗りしないという人には、専用スタジオで行なうバイクエクササイズやボクササイズなどもおすすめです。

最近では、フィールサイクルというバイクエクササイズのスタジオや、ビーモンスターというボクササイズのスタジオ、ミットネスというキックボクシングのスタジオなども人気です。

どのスタジオも音楽が大音量で流れる暗闇の中で、クラブで踊るような感覚でエクササイズが楽しめます。エンタメ性抜群で、私も定期的に通っています。

エンタメ性が高く、楽しんでできる運動によって、セロトニン、ドーパミン、エンドルフィンなどの分泌が多くなります。

〝幸せ物質〟とも呼ばれるセロトニンは、美肌やアンチエイジングにも効果があり、さらに食欲を抑制する作用もあります。

ドーパミンは血流を増加させる作用があり、これにより代謝も上がり、美肌効果やダイエット効果も期待できるでしょう。

エンドルフィンは苦痛を和らげる、免疫力を高める、脳機能を上げる、老化を遅らせる、思考力、記憶力、集中力を高めるなど、たくさんの作用があります。「楽しむ」ことで多くの効果が得られるのです。

ランニングはひとりで気軽にできる運動というのが魅力のひとつではありますが、ひとりで黙々と走るよりも、友達やパートナーと話しながら楽しく走る方がじつはキレイへの近道なのです。

肥満は老化を早める

以前、ある男性タレントさんがマラソン大会の途中で心筋梗塞を起こした例もありますが、肥満の人が無理な運動を行なうのは直接的に死のリスクにも繋がります。

もちろん、その人の体形や運動量にもよりますが、これまで運動をまったくしてこなかった人が一念発起してダイエットのために運動を始めるという場合は相当な注意が必要です。ランニングを始めるのであれば、無理をせず、まずは１㎞とか１・５㎞からスタートして、徐々に距離を増やしていきましょう。

肥満はそれ自体が老化を早めているともいえます。

太っているということは体内に余分な糖がたくさんあり、糖化が進んでいることが想像されます。

糖化は体の中の余分な糖質がたんぱく質と結びつき、ＡＧＥ（Advanced

Glycation End Products＝糖化最終生成物）という老化物質をつくる現象のことです。

ＡＧＥが体内に溜まることで、肌のたるみやシワ、くすみの原因となり透明感が失われ、髪の毛のツヤもなくなります。見た目年齢はかなり老けた印象になっていきます。

さらにＡＧＥが内臓や血管に影響を与えると、高血圧、糖尿病、動脈硬化、がんなど、あらゆる病気の原因にもなります。

普段から体内に余分な糖質を溜めこまない食生活を送ることが老化予防にも、病気予防にも繋がるのです。

糖化の予防法は主に以下の３つがあります。

①糖質を控えた食事を摂る
②焦げているものを控える
③血糖値をコントロールする

①については前述した通り、糖質をゼロにしたり極端に減らすのは体に良くな

いので、適度に摂りながら調整するのがいいでしょう。

②については、食品に含まれる糖とたんぱく質が加熱されて褐色になったものを指します。ＡＧＥは体内でつくられる一方で食品にも含まれるのです。例えばトースト、パンケーキ、魚や肉の照り焼きなど、美味しそうにこんがりと焼き色のついた部分にはＡＧＥが大量に発生しています。

③は①とも関連していますが、血糖値を上げにくい食品を選ぶのも効果的です。食品ごとの血糖値の上昇度合いを数値化したものをＧＩ値と呼びますが、この数値が低いものを選ぶことで血糖値の上昇を抑えることができます。

例えば、白米よりも玄米、食パンよりも全粒粉パン、うどんよりもそばの方がＧＩ値は低いです。

やせてキレイになるということは、老化を食い止め、見た目の美しさだけでなく、内臓も血液もすべてが健康になることを指すのです。

第2章

運動で老ける人

運動でキレイになる人と老ける人の差

ランニングでも筋トレでも、適度な運動は体にさまざまな良い影響を与えますが、これが過度な運動になるとまったくの逆効果となり、体に悪い影響を及ぼします。

女性の場合は卵子の機能が落ち、それが不妊の原因になったり、男性の場合は精子の運動能力低下や、無精子症になるケースもあります。

そして、その主な原因は「活性酸素」です。

活性酸素は私たちのすべての細胞を酸化＝「サビ」させる。つまり体中を老化させていくのです。シミ、シワ、たるみなどの見た目の老いだけでなく、がん、動脈硬化、高血圧、糖尿病などさまざまな病気を引き起こす原因にもなります。

活性酸素は、私たちが生きていく上で欠かせない酸素が体内に取り込まれ、代謝される過程で自然に発生する物質です。自然発生するぐらいの量ならば問題ないのですが、これが過剰になると体にさまざまな悪影響を与えるのです。

活性酸素が過剰発生する原因のひとつに、激しい運動も挙げられます。もちろん、私たちは活性酸素を分解する酵素も持っています。

ただしこの酵素の量や分解のスピードにも個人差があって、それは老化のスピードにも関わってきます。同じ運動量でも活性酸素が溜まりやすい人もいれば、溜まりにくい人もいます。ですから、どのぐらいの運動量を境に活性酸素が溜まるとは一概には言えないのです。

わかりやすく目安を設けるとしたら「疲労感」。疲労を感じ始めたら、活性酸素が溜まり始めていると思っていいでしょう。

あくまでも目安ですが、普段からある程度運動をしている人ならランニングで7～10㎞ぐらい。普段運動をまったくしていない人は3㎞ぐらい。それ以上走ると確実に活性酸素が溜まっているでしょう。

習慣的に運動をすると老けにくい

人間には約60～90兆個の細胞がありますが、このほぼすべての細胞の中に存在している細胞内小器官に「ミトコンドリア」というものがあります。ミトコンドリアは、ひとつの細胞に1～3000個ほど存在していて、アデノシン三リン酸（ATP）というエネルギーを産出しています。

このATPこそが私たちの呼吸や消化などすべての生命活動の源で、成長や生存のためのエネルギーとなります。

ミトコンドリアは適度な運動によって増えますし、それによってATP産生もアップします。ミトコンドリアの機能が高いということは、つまり活性酸素を処理する能力も高いということ。習慣的に適度な運動を行なうことはアンチエイジングに繋がるのです。

トライアスロンのレース後の血液データは死ぬ直前の人の数値になる

私はトライアスリートでもあり、2017年9月にロッテルダムで開催されたITU世界トライアスロンシリーズに日本代表選手として出場した経験もあります。

トライアスロンは距離の違いによっておおまかに3種目に分けられます。

- ショートディスタンス（オリンピックディスタンス）
  スイム1・5km＋バイク40km＋ラン10km　トータル51・5km
- ミドルディスタンス
  スイム2・5km＋バイク80km＋ラン21km　トータル103・5km
- ロングディスタンス（アイアンマン）
  スイム3・8km＋バイク180km＋ラン42・195km　トータル約226km

私はショートディスタンス、いわゆるオリンピックディスタンスのレースに年2～4回ほど出場して、普段はそのための練習をしています。

これだけレースに出場していると、アイアンマンには挑戦しないの？とよく聞かれるのですが、私は「出産をするまでは」オリンピックディスタンスまでしかやらないと固く心に決めているのです。

その理由はひとえに老化が怖いから。女性の体が老化するということは、妊孕《にんよう》能《のう》（＝妊娠する能力）が落ちることとイコールです。

私は日常的に運動をしているのでミトコンドリア機能は高いはずですし、後述しますが、運動をする際はできる限りの抗酸化対策を行なっています。

それでも、体力的な問題ではなく老化という観点で考えると、ミドルディスタンス以上の種目に出場することは、将来赤ちゃんが欲しいと思っている私にとってはかなりリスキーなのです。

いつか出産をしたあとで、思う存分アイアンマンレースを楽しみたいと思っています。

ロングディスタンスに出場した人のレース前後の血液データでは、レース後、白血球、ＣＰＫ（クレアチンフォスフォキナーゼ）、ＬＤＨ（乳酸脱水素酵素）などの数値が著しく上昇します。これらは、体内の炎症、筋肉や細胞の損傷、細胞機能の低下などを示します。

特にＣＰＫとＬＤＨは、〝死ぬ直前の人間の数値〟と言えるほど上昇します。また、肝機能や腎機能の低下、尿たんぱくの陽性反応、ストレスホルモンと呼ばれるコルチゾールの上昇など、さまざまな体への悪影響がデータからわかります。

もちろんこの数値にも個人差はありますが、この過酷なレースに出場することが、体に良い影響を与えるとは到底思えません。

そしてこれはもちろんトライアスロンに限った話ではなく、ランで言えばフルマラソンを走った人の体はかなりのスピードで老化していると考えてください。

私が実践している老けない運動法

「習慣的に運動をすると老けにくい」という話をしましたが、もちろん私も実践しています。私はトライアスリートなので、基本的にはランニングとスイムとバイクの3種類のトレーニングを行なうのですが、それだけでは飽き足らず、キックボクシングや筋トレ、体幹トレーニングなど、あらゆることをして体を動かしています。

キックボクシングのスタジオまでは自宅から3㎞程ありますが、ここまで走って行き、キックボクシングのレッスンを45分間（余裕があれば2レッスン、計90分間行ないます）。レッスンが終わったらまた3㎞走って帰ります。自宅で少し休憩してランチを摂り、午後から鍼《はり》と整体でメンテナンス。

別のパターンでは、パーソナルトレーニングのジムまで約1・5㎞走って行き、1時間の筋トレ。トレーニング後にそのまま30分のマッサージを受けて、また

1・5km走って帰宅。自宅で休憩とランチを摂って、午後からストレッチ専門スタジオでメンテナンス。

また、バイクトレーニングの日は、だいたい友達と一緒に荒川の河川敷や大井ふ頭などで60kmぐらい走り、帰宅してからヨガでメンテナンス。キックボクシングからスイムトレーニングに行くパターンもよくあって、プールでは1000～1500mを30分ぐらいかけて泳ぎます。ランニングがメインの日は10kmを目安に走ります。

基本的には仕事がオフの日や半休の日に、週2～3回のペースで体を動かしています。

世界選手権に向けて練習を行なっていたときは、目標を決めて取り組んでいましたが、今は距離やタイムなどは気にせずに楽しんでいます。

運動は楽しく、気持ち良く。それがストレス解消と、スタイル維持に繋がれば良いと思っています。これが老けない体づくりのコツです。

私は時間があれば運動がしたくて、数年前まではメンテナンスにまで気が回っていませんでした。トライアスロン仲間でもそういう人はけっこういるのですが、トレーニングばかりしてメンテナンスをしないと、体がガチガチになっていくのです。私はそれで、ひざの痛みに悩まされたり、あちこちケガをしたりで、さすがに懲りて。それで今では、鍼、整体、ストレッチ、ヨガなどを組み合わせてメンテナンスの時間に充てています。

その甲斐あって最近はケガをすることもほとんどなくなりました。運動を楽しく、気持ち良くするために、また、女性らしくしなやかな体づくりのために、メンテナンスは大切な要素なのです。

超簡単！
最強のアンチエイジングレシピ 6

疲労回復スムージー

材料

キウイ…1個
リンゴ…1/2個
穀物酢…小さじ1
大豆プロテイン…20g
水…150ml

つくり方

1. すべての材料をミキサーに入れて、なめらかになるまで攪拌する。

ポイント

運動後は効率よく栄養を摂って疲労回復に努めることが大事。キウイとリンゴはビタミンCが豊富ですが、ビタミンCは疲労回復効果が抜群で、さらに抗酸化作用もあるので屋外での運動の後には積極的に摂ることをおすすめします。お酢をプラスしてクエン酸を補給。さらに大豆プロテインを加えれば手っ取り早くアミノ酸も摂取できます。

「飲む日焼け止め」で老化対策を！

活性酸素が過剰発生する大きな原因のひとつに、紫外線も挙げられます。紫外線は日焼けによる肌への直接的なダメージだけが取り上げられがちですが、紫外線を浴びることによって活性酸素が発生し、体内からも老化を進めます。

紫外線によるシミ対策としては日焼け止めクリームが一般的ですが、体の内側からのケアもとても大事です。内臓の老化が進行し、シミ、シワ、たるみだけでなく、万病のもとにもなります。

ランニングやテニスなど屋外での運動を楽しんでいる人には、内側からの抗酸化対策として「飲む日焼け止め」も併用して使用するのをおすすめします。

飲む日焼け止めは、数年前までは海外製のものがほとんどでしたが、最近は日本製の商品も多く見るようになりました。原料によって大きく2種類に分けられ、ひとつはシダ植物を原料にしたもの。

これを使用しているものではヘリオケアという商品が最も有名で、日本でも皮膚科や美容クリニックなどで取り扱っています。

もうひとつ、ブラッドオレンジなどのフルーツやローズマリーなどを原料にしたものもあり、これは比較的新しい商品に使用されているケースが多いです。

どちらの成分も紫外線による皮膚の炎症を抑制する作用、さらに、活性酸素を減らす働きがあります。

シダ植物を原料にしたものは、飲んだあとすぐに効果が表れる即効型で、フルーツやローズマリーなどを原料にしたものは、継続的に飲むことで長時間効果が表れる遅効型という違いもあります。

ランニングなど外で運動をする前に、前者を単発的に服用して、日常的に後者を服用するといった具合に、2種類を併用すれば完璧な抗酸化対策ができるでしょう。どちらの成分も天然由来なので安心して飲むことができます。

ビタミンCの摂取でシミやシワができにくくなる

外出するときや屋外で運動をするときだけ紫外線対策をするのと、普段から日常的にケアをしているのとでは、後者の方が断然シミやシワができにくいです。人間は基本的に活性酸素を分解する酵素を持っています。普段からのケアで、ミトコンドリア機能を上げ、この酵素をたくさん産出することができるのです。

飲む日焼け止めにプラスして、普段からの体内ケアとしておすすめしたいのはビタミンCをきちんと摂ることです。ビタミンCは抗酸化作用と疲労回復、美肌効果が非常に高いのが特徴で、免疫を強くしたり、傷を治りやすくする効果もあります。

もちろん食べ物から摂ることも大切ですが、日々の摂取量を確実に把握するならサプリメントがおすすめです。

ビタミンCはドーズレスポンスといって、摂取する量によって得られる効果が違います。例えば、傷を治りやすくするなら1日100㎎、風邪予防なら1〜10g、疲労回復（副腎疲労）には10g、がん治療目的なら100gを目安に摂ると良いとされています。

副腎はビタミンCが栄養源で、血中のビタミンCの約80%を副腎が使っています。さらに副腎は寝ているときに栄養を吸収するので、寝る前に栄養＝ビタミンCをたっぷり与えてあげると、ぐいぐいと吸収して翌朝までに疲労回復してくれるのです。

寝る前にビタミンCを摂れば、たっぷり運動をした翌朝もスッキリと目覚めることができます。また、二日酔い防止にも効果が高いので、飲み過ぎたなという日にもビタミンCを摂るのがおすすめです。

私は体調によって1日3〜10gぐらいを毎日サプリメントで摂っています。

私は日頃ランニングやバイクトレーニングなどでかなりの紫外線を浴びていますが、その割には、光老化（紫外線を浴びることで起こる皮膚の加齢現象）によるシミやたるみも目立ちません。仕事柄、レーザーでシミを取るなどのメンテナンスを頻繁にしていると思われがちですが、レーザーなどでメンテナンスするのは年に1~2回程度です。

患者さんにも、先生は何でシミがないんですか?とよく聞かれるのですが、それはビタミンCをはじめとしたサプリメントによる効果が大きいのだと思います。

食事術 18／運動術 11

女性トップアスリートの約40%が月経周期異常

アメリカスポーツ医学会では、女性アスリートの三主徴として「利用可能エネルギー不足」「無月経」「骨粗しょう症」を挙げています。

利用可能エネルギーとは、食事などから摂るエネルギーから運動により消費されるエネルギーを引いたものです。利用可能エネルギーが不足する↓ホルモンの分泌が正常にできなくなる↓骨量が減ってもろくなる、という悪循環が生まれてしまうのです。

国立スポーツ科学センターで実施した調査では、国内のトップ女性アスリートの約40%が無月経を含む月経周期異常だというデータもあります。

競技別では体操、新体操、フィギュアスケート、陸上（長距離）、トライアスロンの順番にその割合が高くなっています。

前述した通り、私自身も3週間糖質ゼロ・脂質ゼロ生活をしながら運動を続け、その結果、月経周期異常に陥った経験があります。
たぶん多くの人が想像している以上に、女性のホルモンバランスは運動や食事によって崩れやすく、また、それが一度崩れると元の健康な状態に戻るまでにはかなりの時間を要します。そして、対処が遅れれば不妊の原因にもなります。

健康維持やダイエットなどのため何らかの運動をしている、もしくは食事法を実践しているという人は、ぜひ、自分の月経周期をきちんと確認、把握しながら行なってください。

無月経や周期異常が3カ月以上続いているという人は要注意。運動や食事法の取り組み方を見直すか、婦人科の診察を受けることをおすすめします。

フルマラソンは卵子酸化の原因

利用可能エネルギーの不足によりホルモンの分泌異常に陥り、それが不妊の原因にもなるという話の一方で、活性酸素が発生することによる酸化が原因で不妊に陥るというケースもあります。

活性酸素は私たちの体の細胞を酸化（老化）させますが、これは女性にとっては卵子を酸化させることにも繋がります。

卵子が酸化すれば不妊の大きな原因になります。

どのぐらいの運動量で活性酸素が発生し、細胞の酸化に繋がるのかは一概には言えず、ランニングならだいたい3～10㎞が目安になると前述しました。

つまり、フルマラソンを走った場合、ほぼ100％の確率でその人の卵子は酸化しています。

現在不妊に悩んでいて、フルマラソンに挑戦しているという人は、今すぐマラソンをやめた方が賢明です。

3～5㎞程度のランニングを定期的に楽しむぐらいならミトコンドリアの機能が上がり、卵子の機能アップにも繋がりますが、それ以上は真逆の影響を及ぼす可能性が高くなります。もちろんトライアスロンもやめた方がいいでしょう。

一般的に婦人科では、食生活や生活習慣、運動習慣まで聞き取りを行なうドクターは少ないです。運動はしていますか?どんな運動をしていますか?どれぐらい走っていますか?といった会話にはほとんどならないでしょう。

不妊に悩んでいる女性はもちろん、将来的には子供が欲しいと思っている女性も、「過度な運動が卵子の酸化の原因にもなり得る」という知識をしっかり持った上で、適度な運動を楽しんでください。

不妊のいちばんの原因はストレス

不妊の3つ目の原因として挙げられるのはストレスです。

これは、運動をしている、していないにかかわらず、不妊のいちばんの原因になっていると考えられます。

日々のストレスで交感神経が優位になり、体が緊張状態になっていると、コルチゾールというホルモンが分泌されます。

コルチゾールは血糖値や血圧を上げる作用があり、私たちが生きていくのに欠かせないホルモンです。

しかし一方で、コルチゾールが過剰に分泌されると細胞が酸化するというデメリットもあります。細胞が酸化するということは、もちろん卵子の酸化（老化）にも直接的に繋がります。

コルチゾールは血糖値や血圧を上げることから、「戦いのホルモン」と呼ばれますが、一方で、「ストレスホルモン」「酸化ホルモン」とも呼ばれています。

コルチゾールが不妊の原因になる理由がもうひとつあります。

プロゲステロン、テストステロン、エストロゲンといった生殖に関連するホルモンを「性ホルモン」と呼びますが、これらの性ホルモンはコルチゾールと原料が同じで、コレステロールからつくられます。

ストレス過多になるとコルチゾールが大量に産出され、原料のコレステロールをどんどん消費します。その結果、性ホルモンをつくる分のコレステロールが足りなくなるという事態に陥ります。そして、この状態をコルチゾールスティール症候群と呼びます。

人間の体内でホルモンがつくられる際は優先順位があって、生命維持に必要なものが最優先になります。血糖値や血圧に関わるコルチゾールが優先的につくられるのに対して、男性ホルモンや女性ホルモンなどの優先順位は低いのです。

女性ホルモンの分泌を低下させないためにはコルチゾールの過剰な分泌を避けなければいけませんし、そのためにはなるべくストレスを溜めないことが大事なのです。

ハードな運動をしている人に不足がちなＤＨＥＡ

ストレスを感じるとコルチゾールが発生し活性酸素を増やすという話には、じつは続きがあります。

コルチゾールが体内で分泌されると、同時にＤＨＥＡというホルモンも分泌されます。コルチゾールとＤＨＥＡは常にセットで分泌され、コルチゾールが〝酸化ホルモン〟なのに対し、ＤＨＥＡは〝抗酸化ホルモン〟として活性酸素を減らす働きをします。

さらにＤＨＥＡは免疫力アップ、細胞の再生力アップ、性機能改善、記憶力改善、筋肉増強、うつ症状改善などたくさんの作用があります。人が元気に生きていくために必須なホルモンで、約50種類のホルモンに分化することから「マザーホルモン」とも呼ばれており、最近の研究ではＤＨＥＡの数値が高い人ほど寿命が長いということもわかりました。

ＤＨＥＡは20代をピークに年々減少していき、40代に入ると多くの人がピーク時の約半分に減少してしまいます。実際に患者さんのＤＨＥＡ量を測定すると、残念ながらほとんどの人が理想値を下回っています。

ところが興味深いことに、世界的に活躍しているアスリートや、大企業の経営者、第一線で活躍している政治家などは、この数値が極端に高いことがあります。

マラソンやトライアスロンなど、ハードな運動をしている人はＤＨＥＡの消費も激しいです。ＤＨＥＡの量が低下している人は、極端に疲れやすいとか、朝なかなか起きることができない、などの症状が多くみられます。

また、女性ホルモンであるエストロゲンはＤＨＥＡから分化してつくられます。多くの婦人科ではＤＨＥＡの数値を測ることはあまりしないのですが、じつは不妊治療の患者さんにＤＨＥＡを投与すると妊娠率が上がるのも事実です。

分泌量が少ない患者さんにはサプリメントで補うことをおすすめしていますが、ほとんどの人はこれを飲み始めるととにかく元気になり、活力が出てきます。

体内でこのホルモンが増えることで頭も体もすっきり動くようになります。仕事や趣味のスポーツでも成果が上がってきます。

食事術 19／運動術 14

疲労回復がうまくできない人は副腎疲労かもしれない

コルチゾールやDHEAなどのホルモンは、腎臓の上にちょこんとのっている副腎という小さな臓器から分泌されています。副腎は健康と美容に深く関わっていて、私たちが病気にならずに運動をして、元気に生きていくにはとても大切な臓器です。

最近はメディアでも現代病としてよく取り上げられている、副腎疲労症候群という病態があります。これは過剰なストレスや疲労、栄養不足などが原因で副腎の機能が低下してしまう病態のことです。

副腎は二層構造になっていて、副腎皮質からはコルチゾールやDHEAなどのホルモンが、副腎髄質からはアドレナリンとノルアドレナリンというホルモンが分泌されています。体内環境をちょうどいい状態に保つためにこれらのホルモンは必要不可欠で、分泌量のバランスも重要です。

疲労がなかなか抜けない、気力が出ない、集中できないなどの症状に陥っている、またはそのような症状で病院へ行ったら軽度のうつ病と診断されたという人のなかには、じつは副腎疲労症候群だったというケースが多くみられます。

こういう患者さんの場合、処方された抗うつ剤を飲んでいても改善されなかったのが、副腎疲労症候群の治療で元気になります。

具体的な治療法は、コルチゾールやＤＨＥＡの数値を測るなどの検査を行ない、その結果をみて、栄養療法（食事指導、サプリメント処方、生活習慣改善など）を実践します。

以下に副腎疲労度チェックリストをつくったので、ぜひ自分の副腎の状態を確認してみてください。

３つ以上チェックが付いた人は要注意。生活習慣を見直してみましょう。ハードな運動をしている人はいったんやめて、ウォーキングや軽いランニング、ヨガなどを試してみてください。

バランスのいい食事と睡眠をしっかり取って、アロマセラピーや瞑想を取り入れてもいいでしょう。DHEAのサプリメントを服用するのも効果的です。

副腎疲労度チェック

□朝、起きられない
□疲れやすい
□何かしらのアレルギー症状がある
□低血圧でめまいを起こすことがある
□コーヒーをよく飲む
□集中できない
□ストレスに対処できない
□毎日に疲れてしまう
□ひどいPMS（月経前症候群）がある
□塩辛いものが無性に食べたくなる
□軽度のうつ

チェックの数はいくつありましたか？

0～2個…副腎疲労ではない
3～5個…副腎疲労の疑いあり
6～8個…中等度の副腎疲労
9～11個…重度の副腎疲労

水素はアンチエイジング効果絶大

健康と美容に効果があるとブームになった水素。その後、本当は効果がない⁉とバッシングを受け、関連商品も一時よりは見かけなくなりました。

本当のところどうなのかというと……効果は絶大です！

水素にはしっかりとした医学的エビデンスがあり、抗酸化作用、痛み、アレルギー、糖尿病、アルツハイマー、パーキンソン病、動脈硬化などありとあらゆる健康効果がわかっています。ですから何の根拠もない変な噂を真に受けて、水素を悪者扱いしてしまうのはもったいないです。

水素（$2H_2$）は酸素（O_2）と結びついて水（$2H_2O$）になります。

そしてもうひとつ、水素（H_2）は活性酸素（$2OH$）と反応することで水（$2H_2O$）に変化します。

老化の原因となる活性酸素は水素を摂ることで無害な水になる。副作用は一切なく、体の酸化を防いでくれるのです。もちろん美肌効果もありますし、スポーツ後の疲労も抜けやすくなり、パフォーマンスアップにも繋がります。

重要なのは水素の摂り方です。水素水、サプリメント、水素風呂、水素吸入、化粧品など、いろいろな水素関連商品がありますが、私が最もおすすめするのはサプリメントです。

経皮吸収することもわかっているので、化粧品や水素風呂なども悪くはありませんが、体内に入れて摂り込んだ方が確実に摂取濃度は高いです。最近は水素点滴というものもあって、これを運動前後に受けるアスリートも増えてきました。

一方で、最も注意しなければいけないのは水素水。水素はペットボトルやコップ、アルミなど何に入れてもすぐに濃度が低下します。何かと混ぜたり温めたりしても同様で、ほとんどなくなってしまいます。

濃度が下がらないように工夫を凝らしたパッケージで売っている水素水もありますが、これも一度開封したら水素はあっという間になくなり、ただの水になってしまいます。

例えばフルマラソンを走る人だったら、スタート前に一度サプリメントを摂って、レース途中でもう一度摂るのがおすすめです。

水素サプリは服用からだいたい30分後から効き始めるので、何km地点がキツい（活性酸素が発生する）ポイントなのかを考えて、それを逆算してタイミング良く摂るといいでしょう。

レース後や運動後などの疲労回復にも効果てきめんです。

健康と美容のための正しいプロテインの摂り方

日本人は欧米人と比べると食生活の違いからたんぱく質が不足しやすい人種です。また、アジア人は胃酸と消化酵素が少なく、腸が長いという特徴もあり、消化能力が高くありません。

つまり、もともとたんぱく質不足の人が多い上に、仮に十分な量のたんぱく質を摂っているつもりでも、それがしっかりと消化、吸収されず、結果的に栄養不足になっているケースも多いということです。

実際に外来の患者さんの数値を見ると、半数以上が消化酵素不足でたんぱく質不足というのが実情です。

厚生労働省が発表している「日本人の食事摂取基準２０１５年版」では、18歳以上の男性で１日60ｇ、18歳以上の女性で１日50ｇのたんぱく質摂取を推奨しています。運動をしている人は、その度合いによっても異なりますが、この数字よりも多めのたんぱく質を摂ることを心がけなくてはいけません（ただし、たんぱく質がきちんと消化吸収できていることが前提です）。

そしてそれが食事から摂り切れないのであれば、その分はプロテインでしっかり補った方がいいでしょう。

市販されているプロテインは主に、ホエイ、カゼイン、ソイ（大豆）などです。牛乳のたんぱく質はカゼインとホエイに分けられます。牛乳からチーズをつくる過程で液体と固体に分離させますが、このときの固体の主成分がカゼイン、液体がホエイです。

じつは、カゼインは分解しにくいアミノ酸配列をしており、腸の粘膜を傷付けて炎症を起こしやすいというデメリットがあります。せっかく健康のため、美容のために摂るのですから、カゼイン由来のものは避けた方がいいでしょう。

ホエイは牛乳から脂肪分やカゼインなどを除いた液体ですが、乳糖（ラクトース）を含みます。日本人は遺伝的にラクトースを分解する酵素、ラクターゼが少ない人が多いことがわかっています。ラクターゼの分泌が少なく、乳糖が分解できず下痢などの症状を起こすことを乳糖不耐症（ラクトース不耐症）と呼び、日本人の80％以上がこれに当たるといわれています。

また、遅延型アレルギーの原因物質としてもホエイの陽性率は27・9％と高いです。

さらに付け加えれば、ホエイプロテインとして販売されていてもカゼインが完全に除去されてないケースもあり、その側面からホエイにも注意が必要です。

週に1〜2回運動をした日だけ飲む、ということであればソイ由来のプロテインをおすすめしますが、頻繁に摂るのであればソイ1種類ではダメです。

大豆は腸内で分解されにくいたんぱく質を含んでいるだけでなく、フィチン酸、アブシジン酸、ゴイトロゲンなど、体に悪影響を及ぼす成分も含んでいます。

ですから、頻繁に摂るのであればいくつかの種類のものをローテーションで摂ってください。

例えば、毎日摂る人であれば、1日目／ソイプロテイン→2日目／ヘンププロテイン→3日目／玄米プロテイン→4日目／ホエイプロテイン→5日目／ソイプロテイン、という感じで中3日ぐらいのローテーションが理想です。

プロテインではなくアミノ酸のサプリメントを摂るということでももちろんOKです。プロテインが分解されると最終的にアミノ酸になるので、実際はアミノ酸の形で摂取した方が吸収は早いです。

ただしアミノ酸のサプリメントの方がコスト的には高くなります。

プロテイン
my favorite Protein

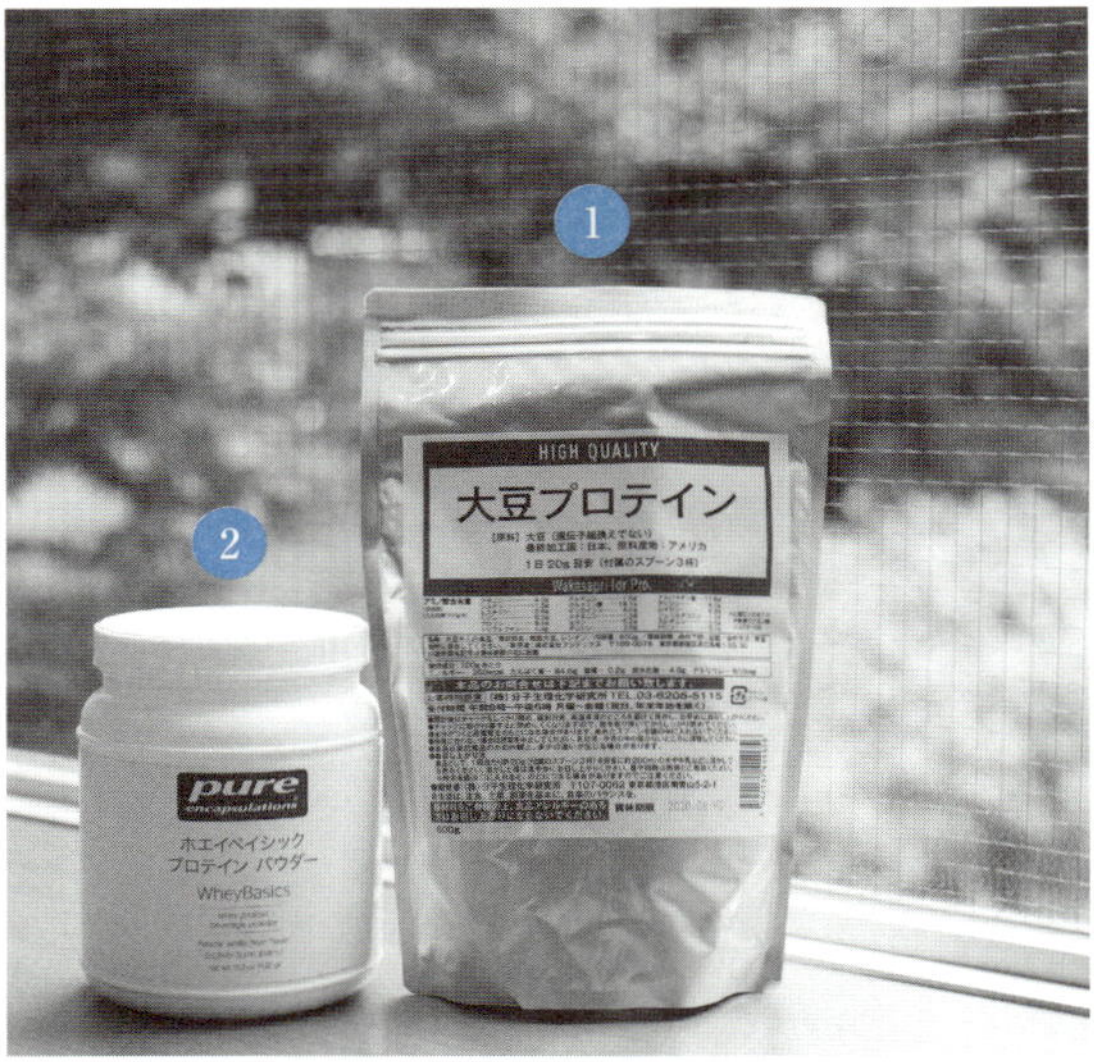

私はソイとホエイ、2種類のプロテインを交互に摂っています。

❶ 分子生理化学研究所の「大豆プロテイン」

❷ ピュア・エンキャプスレーションズの「ホエイベイシックプロテインパウダー」

第3章

パフォーマンスがアップする食事法

体の炎症が運動パフォーマンスを下げている

美容や健康はもちろん、運動のパフォーマンス向上を目指すなら、まずは体の「隠れた炎症」を改善しなければいけません。隠れた炎症とは、見た目にはわからない「体内の炎症」のことです。

体内の炎症は運動パフォーマンスを著しく下げる原因になります。

体内の炎症としてまず挙げられるのは、腸の炎症です。腸内に真菌のカンジダなど悪玉菌が増えると、リーキーガット（腸漏れ）という状態に陥ります。

体内の炎症はそのほかにも、扁桃腺炎、副鼻腔炎、上咽頭炎、マイコプラズマ感染、ピロリ菌感染などが挙げられます。

また、アトピーや慢性じんましんなどの難治性の皮膚の炎症を持っている人は、このような体内の炎症があると考えられます。炎症は体内を巡ります。外（皮膵）に炎症がある人は、中（内臓）にも炎症があるのです。

これらの炎症を改善すると、人間の細胞の中に存在する細胞内小器官＝ミトコンドリアの機能がアップし、ＡＴＰをたくさん合成できるようになります。ＡＴＰはエネルギーの源。運動パフォーマンスを上げるためには、これがたくさん必要です。

炎症を改善してＡＴＰ産生をアップさせるためには、食事（栄養）の摂り方がカギになります。

もちろん、体に良い食べ物を摂ることは大切ですが、それよりもまずやるべきことは、体の中で炎症を起こしやすい食べ物を控えることです。良いものをプラスするよりも、悪いものを排除することから始めましょう。

控えるべき食べ物1

砂糖

砂糖はダイエットをしている人も、運動をしている人も、子供も、高齢者も、すべての人が控えるべき食品です。

砂糖は「害」と言っても過言ではありません。

砂糖というと「白砂糖」が最も一般的で、グラニュー糖、氷砂糖、白ザラ糖などの種類がありますが、どれも成分のほとんどはショ糖です。ショ糖は化学名でスクロースと呼び、ブドウ糖（グルコース）と果糖（フルクトース）がくっついてできた二糖類です。

この二糖類というのが、砂糖が体に害になる理由のひとつです。ショ糖はブドウ糖と果糖、2つの分子を化学薬品により人工的にくっつけて精製した化学食品です。

どんな糖でも体内に吸収されるときは単体の分子の形になるまで分解されるの

ですが、ショ糖はこのくっつきが強力なため、胃酸や酵素をたくさん使ってもなかなか分解されません。これにより私たちの体内酵素はかなり消費されてしまいます。

そもそも、これだけ体内で分解されにくいということは、腸内や血管を傷付ける原因になります。またそればかりか、消化できずに腸に残ったショ糖は、悪玉菌や真菌などを繁殖させ、その結果、腸内の善玉菌が減少し、腸内腐敗やリーキーガットが進行する原因にもなってしまうのです。

さらに砂糖は依存性の強さも問題視されています。

ケーキやチョコレートなど、砂糖を使ったスイーツを食べると「幸せ」を感じる人は多いと思います。これはドーパミン、セロトニン、エンドルフィンといった神経伝達物質が分泌されるからです。砂糖を摂ると幸福を感じるのは、決して気のせいではないのです。

しかしこれが〝麻薬〟となり、甘いものをどんどん欲してしまう原因になっているのです。

私自身も甘いものは好きなので、砂糖を一切摂らないという生活は残念ながらできません。

がまんをし過ぎてストレスになるのも良くないので、頂き物のスイーツや外食の際は、砂糖が入ったものも美味しく思いきり楽しむことにしていますが、自宅には白砂糖を一切置いていません。料理の際は砂糖の代わりに羅漢果という植物からつくられる羅漢果糖や、ラフィノースという天然由来のオリゴ糖を使っています。また、マヌカハニーなどのハチミツや、メイプルシロップ、ココナッツシュガーなども用途によって使い分けています。

腸内環境改善が必要な患者さんにも、なるべく天然由来のものを使うようにお話ししていますが、厳密に言えばハチミツやメイプルシロップも腸内悪玉菌のエサになってしまいます。既に腸内環境がかなり悪化している人は、天然由来の甘みですら腸内環境を荒らす原因になるのです。

このような事態になるほど腸内環境が悪くならないためにも、砂糖の怖さをきちんと知っておくことが大切です。知識を持っていれば、砂糖を100%排除することはできなくても、意識して控えることはできるはずです。

超簡単！
最強のアンチエイジングレシピ 7

甘酒アイス

材料

甘酒（砂糖不使用のもの）…適量
シナモンパウダー…適量

米麹が原料のものがベスト。甘味料、保存料、酸化防止剤不使用で加熱処理がされていないものを選んで！

つくり方

❶保存用容器に甘酒を入れて冷凍で一晩凍らせる。
❷シナモンパウダーをふって食べる。

ポイント

甘酒は「飲む点滴」といわれるほど栄養価の高い食品。ビタミン、アミノ酸、乳酸菌、オリゴ糖、食物繊維などが豊富に含まれています。疲労回復、美肌、ダイエット、腸内環境改善など良いことずくめです。

さらにシナモンも健康効果の高いスパイス。シナモンは血管を若返らせ、拡張させる作用があるので、肌のアンチエイジングや冷え予防に効果があります。また、抜け毛予防やむくみ改善にも役立ち、女性に嬉しいことばかり。

私は、夜どうしても小腹が空いて甘いものが食べたくなったときは、この甘酒アイスを食べています。シャーベット状のシャリシャリとした食感も◎。ただし、天然の甘みではありますが血糖値は上がるので摂り過ぎには注意してください。

控えるべき食べ物2

小麦（グルテン）

パンやパスタ、うどんなどは、もちもちとした食感が美味しさの秘訣にもなりますが、この〝もちもち〟こそがグルテンの成分です。

グルテンは小麦や大麦などの穀物の胚乳部分から生成されるたんぱく質の一種で、粘りがある性質を持っていますが、残念ながらこれが控えるべきポイントでもあるのです。

グルテンの粘りは腸壁にくっついて腸粘膜を傷付け、炎症の原因にもなります。さらに砂糖同様、腸内で分解しにくい構造をしていて、消化するのにかなりの負担がかかります。

また、腸内で分解されないまま血中に入ると、それが血管内で炎症を起こすことにも繋がります。

グルテンはアミノ酸配列がモルヒネに似ていることから、これも砂糖同様に〝麻薬〟となり、また食べたいと感じるようになるのです。

実際に、遅延型アレルギー検査を行なうとグルテンに反応が出る患者さんも多く、そのような人がグルテンフリー生活をすると、体調がぐっと良くなるケースが多々あります。

グルテンが含まれているものはパンや麺類など「小麦を使ったもの」と考えるのが最もわかりやすいです。味噌やしょうゆなどの調味料に含まれていることが多いですが、そこまで厳密にカットするのは大変なので、まずは小麦製品をなるべく控えることから始めてみましょう。

グルテンフリーのパンや麺なども手軽に手に入るようになり、美味しいものもたくさんあります。アレルギーを持っていない人にもぜひ、グルテンフリー生活に一度トライしてみてほしいです。

アンチエイジングにも繋がりますし、アスリートのパフォーマンスアップも期待できます。

控えるべき食べ物3

乳製品

牛乳に含まれるたんぱく質＝カゼインは体内で分解しにくく、腸の粘膜を傷付けて炎症を起こしやすいと93ページでお話ししましたが、牛乳に含まれる糖質＝乳糖（ラクトース）もまた、体内で分解しにくいという性質があります。牛乳を飲むとお腹がゴロゴロしたり、下痢をする人がいますが、これは乳糖の分解酵素、ラクターゼの働きが弱い人に起こる症状です。

乳糖は母乳にも含まれていて、乳児への大事な糖分供給源になっています。しかし人間は離乳するとラクターゼの能力が自然に低下します。

それに加え日本人は前述した通り、国民の80％以上が乳糖不耐症に当たるといわれています。

そもそも単純に考えて牛乳は文字通り牛の乳ですから、人間の体内で分解しにくいというのは何ら不思議なことではないのです。そして、そのようなリスクの高いものをわざわざ摂っても何も良いことはありません。

牛乳にはカルシウムやビタミンなどの栄養素が豊富に含まれていることも事実ですが、牛乳を摂ることのメリットとデメリットを天秤にかけた場合、はるかにデメリットの方が大きいと私は考えています。

私の食生活でいえば、乳製品も砂糖と同じで、すべて排除することはできていません。例えばクリーム系のパスタやスイーツの中にも乳成分は含まれていますが、外食の際はこのようなメニューも楽しんで食べています。

ただ、これも砂糖同様、自宅には牛乳はもちろん乳製品は一切置いていません。前述した通り私はかつて「健康のため」と思ってヨーグルトを毎日食べていました。ところが遅延型アレルギーの検査の結果、乳製品に陽性反応が出てしまい、ヨーグルトも控えることにしました。

でも、発酵食品は腸内環境にとても大事で、毎日たくさん摂った方がいいのも事実です。そこで、今では牛乳を使わない豆乳ヨーグルトを家でつくって食べています。

ただしこれも、毎日食べてしまうと、今度は大豆の摂り過ぎが問題になってきますので、朝食としてたまに摂ったり、小腹が空いたときのおやつ代わりにしています。

最近は日本でも、豆乳ヨーグルトやアーモンドミルクなどの「乳フリー」や「カゼインフリー」商品がわりと一般的になってきましたが、欧米のスーパーに行くと「Dairy Free（乳製品が含まれていない）」と書いた棚があって、商品がたくさん並んでいます。

また、アメリカやオーストラリアなどでは「A2ミルク」もよく見かけます。これまで乳アレルギーを起こしていた人がA2ミルクに替えたら健康被害を引き起こさなくなった、という事例が多く報告されているようです。

牛乳に含まれるたんぱく質、ベータカゼインにはA1とA2の2種類ありますが、一般的な牛乳はA1に当たり、日本で流通している牛乳も99％がA1です。

欧米はヨーグルトの種類も豊富で、豆乳ヨーグルトはもちろん、ココナッツヨーグルトやカシューナッツヨーグルトなどもあります。日本でももっといろいろな種類の乳製品フリー商品が増えるといいなあと思います。

みなさんも海外へ行った際はぜひチェックしてみてください。

控えるべき食べ物4
アルコール

私たちが飲んだアルコールはその大部分が肝臓で処理されます。肝臓内ではまず、ＡＤＨ（アルコール脱水素酵素）などにより分解されてアセトアルデヒドになります。さらにアセトアルデヒドは肝臓内のＡＬＤＨ（アルデヒド脱水素酵素）により酢酸に分解され、酢酸は水と二酸化炭素に分解、代謝されます。

そして、このようなアルコール代謝の過程では、カリウム、葉酸、ビオチン、ナトリウム、クロール、亜鉛、カルシウム、マグネシウム、ビタミンＢ1、ビタミンＢ12、ナイアシン、カタラーゼなどのたくさんのビタミンやミネラル、酵素が体内で使われます。

もしアルコールを飲んでいなければ、代謝で使う分の栄養素は生活パフォーマンス、運動パフォーマンスのために使うことができるのです。

これらはミトコンドリア機能を回すのにたくさん必要で、足りなくなることでパフォーマンスは確実に落ちてしまいます。

記録を伸ばしたい、パフォーマンスアップしたいという人は普段からお酒の量にも気を使うといいでしょう。少なくとも大事な大会前は、その数日前から禁酒するのをおすすめします。

控えるべき食べ物5

カフェイン

カフェインには、直接的に副腎を刺激してアドレナリンを分泌させる作用があります。例えば、大事な大会やレースの際にカフェインを摂ればアドレナリンが出て、一時的なパフォーマンス向上に繋がります。

しかし常にカフェインで〝ドーピング〟していると、長い目で見た場合はパフォーマンスの低下に繋がってしまいます。

カフェインは交感神経を刺激して緊張状態、興奮状態をつくります。また、ストレスホルモンであるコルチゾールの分泌も促進します。そしてこの状態が続くと副腎は疲弊し、副腎疲労や慢性疲労の原因になってしまうのです。

さらに言えばカフェインは、セロトニンの分泌や、免疫システムにおいて重要な役割を果たすビタミンDも低下させます。

私はコーヒーが大好きで、特にスイーツを食べる際のお供には欠かせなかったのですが、意を決してコーヒー（カフェイン）断ちを5カ月間実践しました。

その結果、体がすっきりと軽くなったなあという感覚はあったものの、そこまで劇的な体調の変化は正直感じられませんでした。私はもともと副腎疲労などがあったわけではないので、まあそんなものなのだろうと思っていました。

ところがそんな矢先、ある勉強会で眠くて眠くてどうしようもないことがあって、眠気を覚ますために久しぶりにコーヒーを買って飲んだのです。

カフェイン断ちをする5カ月前まではコーヒー1杯ぐらいでは何の効力もなかったのですが、このときは驚くほど目が冴えて、眠気が一気に吹き飛んでしまいました。カフェインがこんなに〝効いた〟と感じたのは初めての経験でした。

大事な大会前にパフォーマンスアップ効果を狙ってカフェインを摂る場合は、その直前までカフェイン断ちすれば効果も絶大です。ぜひ試してみてください。

ちなみに、カフェインというとコーヒーばかりが着目されますが、紅茶や緑茶にもカフェインは入っていますので注意してください。

また、このような話をすると「コーヒーは体に良い」という話を引き合いに出す人もいます。

確かにコーヒーにはダイエット効果や抗がん作用があるなどの側面もあり、さまざまな論文やデータも存在します。でもそれはコーヒーに含まれるカフェインとは異なる成分の話です。

ひとつの食品を見たときに良い面と悪い面があった場合、どちらを取るか――。

私の持論では「何を食べるか」よりも「何を食べないか」の方が大事だと思っています。体にリスクのあるものをできるだけ除いて、悪いものが入らないことこそが、健康とキレイへの近道になるのです。

控えるべき食べ物6
加工食品

「加工食品」とは、生野菜、生肉、生魚などの生鮮食品以外のものを指します。

砂糖は人工的につくった化学食品で、体内でなかなか分解されず腸内環境を悪くすると前述しましたが、加工食品もこれと同様です。

加工食品にはさまざまな問題点がありますが、とにかく添加物をふんだんに含んでいます。食品が腐らないようにする保存料、美味しそうな香りをつける香料、甘みをつける甘味料、色を調整する着色料、カビの発生を防ぐ防カビ剤など、その種類は膨大にあります。

そしてそれらのすべてが体内で円滑に代謝されず、腸内環境が悪くなり、ミトコンドリア機能が低下してしまうのです。

まずは手軽に摂ってしまいがちなインスタント食品、レトルト食品、スナック菓子、甘いジュースなどから意識して控えていきましょう。

超簡単！
最強のアンチエイジングレシピ8

いろいろ野菜のピクルス

材料

玉ねぎ…1/2個
にんじん…1/2本
きゅうり…1/2本
穀物酢…1カップ
羅漢果…大さじ1、またはラフィノース…大さじ2

野菜は旬のものを中心に、好みのものを何でも使ってOKです！

つくり方

❶玉ねぎとにんじんは薄切りに、きゅうりは輪切りにする。
❷保存用容器に❶と酢、羅漢果またはラフィノースを入れる。野菜がすべてひたひたに浸からない場合は酢を適宜追加する。
❸冷蔵庫で一晩漬け込んで完成。

ポイント

市販の漬物や浅漬けの素などは、じつは添加物だらけです。代わりに自家製のピクルスを常備しておくことをおすすめします。酢に含まれるクエン酸は疲労回復や腸内環境改善に効果があります。

野菜は冷蔵庫にあるもの何でもOKですが、できれば玉ねぎだけはマストで。玉ねぎはオリゴ糖を多く含み、抗酸化作用のあるケルセチン、ビタミンB1、硫化アリルなども豊富。血液サラサラ、疲労回復、腸内環境改善と嬉しいことだらけの食材です。

味に飽きてきたときは、しょうゆと酒を少量追加してください。味が変化して二度楽しめます。

控えるべき食べ物7

大きな魚

魚については「控えるべきもの」と「積極的に摂るべきもの」の2種類に分けられるので、ここでは控えるべきものについてお話しします。

控えるべきなのは「大きな魚」です。

具体的には、本マグロ、メバチマグロなどのマグロ類、クロカジキ、メカジキなどのカジキ類、キンメダイ、ムツ、ユメカサゴなどの深海魚類、サメ類、クジラ類などです。

厚生労働省では妊婦がこれらの魚を食べる場合の量を、1週間に80gまでと推奨しています。

大きい魚は食物連鎖により水銀を多く含んでいます。

水銀は水俣病の原因物質として知られる有害重金属で、体に蓄積されると酵素活性が阻害され、細胞の代謝が落ちてしまいます。さらに重度になると中枢神経に障害を起こします。

そして、私たちの体に蓄積される水銀のほとんどは、魚介類など水産物の摂取によるものなのです。

髪の毛を少量カットして検査に出し、毛髪中に含まれるミネラルや重金属を測定する、毛髪有害重金属検査（ミネラル検査）というものがあります。私も測定しましたが、水銀と鉛の数値が基準値の10倍以上という結果が出てしまいました。

ちなみに鉛は水道水（水道管を通ってくる水）、ヘアカラー、排気ガスなどにより蓄積されていきます。これだけ蓄積していてもさすがに水俣病のような神経障害などは出ませんが、慢性的な体の不調（私の場合は長年悩まされている冷え症）の原因になっている可能性があります。

これらの魚を一切食べてはいけない、ということではありませんが、食べ過ぎは老化や体調不良、さまざまな病気の原因にもなることを覚えておきましょう。

摂るべき食べ物1

オメガ3

ダイエット中でも良質な油、特にオメガ3系は積極的に摂った方がいいと第1章でお話ししました。

オメガ3脂肪酸は抗炎症効果があることもわかっていて、パフォーマンス低下に繋がる体の炎症を抑えてくれます。運動をする人にとっても大事な栄養素なので意識して日常的に摂るといいでしょう。

厚生労働省が発表している「日本人の食事摂取基準2015年版」におけるオメガ3脂肪酸に対する1日の食事摂取基準は以下の通りです。

・男性
18〜29歳／2・0g
30〜49歳／2・1g
50〜69歳／2・4g

70歳以上／2・2g
・女性
18〜29歳／1・6g
30〜49歳／1・6g
50〜69歳／2・0g
70歳以上／1・9g
妊婦／1・8g
授乳婦／1・8g

亜麻仁油、亜麻仁の種（フラックスシード）、えごま油、チアシード、くるみオイルなどのほかに、サバ、アジ、イワシ、サンマなどの青魚にもオメガ3脂肪酸は多く含まれています。サバなら半身、アジ、イワシ、サンマなら一匹ぐらいが2gの目安です。

オメガ3脂肪酸は火を通すと酸化しやすい性質もあるので、オイルはドレッシングなどの非加熱で、魚は刺し身で食べるのがおすすめです。

摂るべき食べ物2
「まごわやさしい」

繰り返しになりますが、運動のパフォーマンスを上げるためには、まず体内の炎症の原因になる食べ物をできるだけ排除することです。

これまでに挙げてきたものすべてを排除できればベストですが、私自身もこれを実践するのはかなり難しいです。排除できそうな食べ物から徐々に減らしていき、できる範囲で実践してください。

それも難しいようなら、大事な大会やレース前の1週間、もしくは3日間だけでも試してみてください。パフォーマンスは必ず上がるはずです。

そして、排除する食生活に慣れてきたら、次は体に良いものを摂るように心がけましょう。

やや大ざっぱな言い方にも聞こえますが、基本的には「バランスの良い和食」が最強です。摂るべき食材を「まごわやさしい」と覚えるといいでしょう。

●「ま」＝まめ（豆類）

〝畑の肉〟といわれる大豆、小豆、黒豆、いんげん豆、そら豆などのほか、納豆や味噌などの発酵食品もおすすめ。豆類は植物性たんぱく質、ビタミン、ミネラルが豊富に含まれているのもポイントです。（※ただし、豆類（特に大豆）の摂り過ぎは、前述した体への悪影響の問題もあるので注意も必要です。）

●「ご」＝ごま（種実類）

ごまのほか、アーモンド、カシューナッツ、くるみ、ぎんなん、松の実などの種実類には、たんぱく質、脂質、ミネラルがたっぷり含まれています。活性酸素を抑える働きもあるアスリートの必須食品です。

●「わ」＝わかめ（海藻類）

わかめのほか、ひじき、海苔、昆布、もずくなどの海藻類は、ビタミンやミネラルが豊富。また、たんぱく質も意外に多く含まれています。

●「や」＝やさい

緑黄色野菜、淡色野菜など、種類によって栄養素は異なりますが、ビタミンとミネラルはすべての野菜に含まれています。旬のものは特に栄養成分が豊富なので、意識して季節のものを摂るようにしてください。

●「さ」＝さかな（魚介類）

前述した通り大きな魚はさけて、「小さな魚」を選んでください。頭から尾まで丸ごと一匹お皿にのるようなアジ、イワシ、サンマなどが良いです。オメガ3が豊富で、腸内環境改善効果もあります。

●「し」＝しいたけ（きのこ類）

しいたけのほか、しめじ、まいたけ、エリンギなど、きのこ類はビタミンの宝庫。特にしいたけはカルシウムの吸収を助けるビタミンDが豊富です。カロリーが低いのでたっぷり摂っても安心です。（※ただし、カンジダ菌の増殖が認められる人は摂り過ぎ注意です。）

・「い」＝いも（いも類）

じゃがいも、さつまいも、里芋、山芋などのいも類は、糖質や食物繊維、ビタミンCが豊富。特にじゃがいものビタミンCは加熱しても壊れにくく、スープや煮物などさまざまな調理に向いている優れものです。（※ただし、糖質量が高いので摂り過ぎには注意が必要です。）

これらの食材はどれも栄養素が豊富で、内臓に負担をかけず、運動をする人のエネルギー源となってくれます。

超簡単！
最強のアンチエイジングレシピ 9

海苔と亜麻仁油の冷やっこ

材料

豆腐…1/2丁
海苔の佃煮…小さじ2
亜麻仁油…大さじ1
ぬちまーす…少々

絹ごしよりも木綿の方が
たんぱく質が多く含まれています！

つくり方

❶豆腐を食べやすい大きさに切って器に盛る。
❷海苔の佃煮を豆腐の上にのせ、亜麻仁油を回しかけ、ぬちまーすをふって完成。

ポイント

海苔はアミノ酸が豊富（つまりたんぱく質補給としても◎）で、さらにビタミンやミネラルも豊富な優秀な食材。特に海苔に含まれているビタミンB12は、肉などの動物性たんぱく質以外からは摂りにくい貴重な栄養素です。

また、亜麻仁油はオメガ3が豊富で抗炎症効果があるので腸内環境改善に効果大。現代人はオメガ3不足です。なるべく料理に取り入れて摂るようにしましょう。

塩は沖縄の海から生まれた「ぬちまーす」をぜひ使用してください。ぬちまーすはマグネシウムやカリウムが豊富で、21種類のミネラルが含まれています。ミネラル補給として日常的に取り入れるのもおすすめです。

超簡単！
最強のアンチエイジングレシピ 10

酢納豆キムチ

材料

納豆…1パック
キムチ…大さじ1
海苔…適量
穀物酢…適量
亜麻仁油…適量

粒納豆よりもひきわり納豆の方が骨の生成をサポートするビタミンKが豊富です！

つくり方

❶すべての材料を器に入れてよく混ぜ合わせたら完成。

ポイント

発酵食品の納豆とキムチ、食物繊維が豊富な海苔、善玉菌のエサになる酢、腸の炎症を軽減する亜麻仁油、という腸内環境改善にこれ以上はないベストな組み合わせ。

ごはんにはもちろん、豆腐にのせて食べても美味しいです。

摂るべき食べ物3
肉

肉に関してはさまざまな意見がありますが、日本の栄養療法の観点では、良質な肉は積極的に摂った方が良いという見解が多勢です。

大きな理由として、たんぱく源になるということと、肉に多く含まれるビタミンB12が欠乏すると貧血の原因になることが挙げられます。

ただでさえ女性は生理の影響などで貧血の人が多いですが、運動をしている人は特に注意しなくてはいけません。ランニングは着地のときの足裏の衝撃で赤血球が壊れ、それが貧血の原因になるといわれています。

健康に走り続けるためには貧血予防を。そのためには、ぜひ肉を意識して摂ってください。肉のなかでも牛、豚、鶏のレバー（肝臓）が最も豊富にビタミンB12が含まれています。私は馬肉やラムなども積極的に摂っています。

しかし一方で、日本人は消化酵素の分泌がもともと少ない民族で、肉を消化するのに内臓にかなりの負担をかけ、これが体内炎症の原因になってしまうこともあります。焼き肉やステーキなど、肉料理を食べると下痢を起こしたり、ガスが溜まったり、お腹の調子が悪くなるという人が多いのもそのせいです。

私も血液検査をした際、ビタミンB12の数値がとても低くて大球性貧血があるとわかりました。それから肉を積極的に食べるようになったのですが、同時に消化酵素や胃酸の問題も感じていたので、これらの働きを強くするサプリメント（※181ページ参照）も服用しています。

せっかく肉を食べても、栄養が体内に吸収されないばかりか、炎症の原因になってしまっては元も子もありません。貧血の問題を抱えている人は特にこのようなサプリメントを試してみることをおすすめします。

スパイスジンギスカン

材料

ラム肉…200g
キャベツ…1/8個
玉ねぎ…1/4個
しめじ…1/2株
もやし…1/2袋

野菜やきのこは
好みのものでOK！

カレー粉…小さじ1.5

〈合わせ調味料〉
おろしにんにく…小さじ2
おろししょうが…小さじ2
おろし玉ねぎ…大さじ3
しょうゆ…大さじ2
酒…大さじ1
羅漢果…小さじ2、
またはラフィノース…大さじ1.5

つくり方

❶合わせ調味料を混ぜておく。
❷キャベツと玉ねぎはくし切りにし、しめじは石づきを取る。
❸フライパンを火にかけラム肉を炒める。色が変わってきたらキャベツ、玉ねぎ、しめじ、もやしを加えてさらに炒める。
❹野菜がしんなりしてきたら❶を回し入れ、さらにカレー粉も加え全体をよく混ぜ合わせて完成。

ポイント

脂肪燃焼を促進するL-カルニチンが豊富に含まれているラム肉はダイエット中にもおすすめの食材。もちろん貧血予防にもうってつけです。

さらにカレー粉に含まれるターメリックには強い抗炎症作用と抗酸化作用があります。

お好みで最後に亜麻仁油を回しかけたり、七味をふって食べても美味しいです。

医者に頼り過ぎてはいけない

私は医者になった当初、乳腺が専門で、日々乳がんの患者さんと接していました。当時ある患者さんで、オペをしていないのにがんがなくなった人がいたのです。レントゲンを撮ってもがんがないので、どこか別の病院で放射線治療か化学療法を受けたのだろうと思いました。でも本人は受けていないとおっしゃって……。何かの食べ物か飲み物を摂ったのが良かったのだと思う、というようなことを話していらしたのですが、当時の私はその話を受け入れられず、心の中で真っ向から否定していました。

だけど今なら、この患者さんの話すことが理解できるのです。

ミトコンドリア機能を上げて自己免疫力を強くすれば病気の予防になるし、病気を治せる可能性もあります。もちろん、アスリートのパフォーマンスアップにも繋がるし、老化予防にもなる。

日本の医学部では西洋医学の勉強しかしません。もちろん私も西洋医学を学んで医者になりました。

けれど、分子栄養学を学び、食生活や栄養素（サプリメント）で病気や体質を治せると知ってからは、西洋医学だけに頼るのは良くないことだと考えるようになりました。

ドクター仲間と話していてつくづく感じるのは、食や栄養に関する医者の知識は一般レベル、あるいはそれ以下ということです。医学部では通常、栄養学を学びません。ですから、個別で学ばない限りそれは当然のことでもあるのです。

医者は「体の仕組みを理解して薬で症状を軽減してくれる人」ではありますが、「根本的に治してくれる人」ではないのです（オペは除きます）。

私が行なっている栄養療法の外来では、アトピーの患者さんも多くいらっしゃいます。何年もの間皮膚科へ通っていても一向に症状がよくならないという人も、腸内環境をきちんと調べて、それに適した食事と栄養素を摂り始めるとみるみると良くなっていくケースが本当にたくさんあります。

もちろん皮膚科でステロイドなどの適切な薬を処方してもらうことも大切だと思います。薬も食も栄養も患者さんに良いものはすべて取り入れて、根本治療するのが大事だと私は考えています。

美容も同じです。どんなに外側からいろいろな手を尽くしても、体の中からの抗酸化がしっかりできていなければ根本的な美しさは手に入りません。

私たちは食べているものでできています。

健康になるにも、キレイになるにも、パフォーマンスを上げるにも、まずは食の本質を知り、自分の食べているものを見直すことが大事なのです。

第4章

最強の栄養の摂り方

体の中からキレイにする最強の治療

現在の日本の医療では「対症療法」が一般的です。
例えば、
- 頭痛の患者さんに痛み止めを処方する
- 便秘の患者さんに下剤を処方する
- アレルギーの患者さんに抗アレルギー剤を処方する
- うつの患者さんに安定剤を処方する

これらが医者が行なっている対症療法で、痛みなどの「症状を軽減する」ための治療です。

一方、現在私が力を入れて取り組んでいる「栄養療法」についても改めてお話ししたいと思います。

栄養療法で右のような症状を改善する場合は、まず、普段の食生活や生活習慣についての問診、腸内環境や有害重金属の蓄積、ミトコンドリア機能の回路の状態などを細胞、分子レベルで診察することから始めます。

体の中で何が起きているのかを調べ、細胞、分子レベルにアプローチして改善を図るのです。つまり、疾患の「根本的な改善」を目指すのが栄養療法です。

アレルギー、肌荒れ、下痢、便秘、冷え、腹痛、頭痛、倦怠感、やる気が出ない、むくみ、頭がすっきりしない、免疫低下、太りやすい、肩こりなどの症状で病院へ行っても、「特に異常はありません」と言われるか、不定愁訴と診断され、痛み止めや安定剤を処方されて終わり、というケースが多いと思います。でも、栄養療法ならこれらの症状を改善できる可能性が高いのです。

通常の診断では、採血の検査結果で基準数値の上限と下限を超えなければ「異常がない」と判断されます。でも、栄養療法の検査では、すべてが基準値内の数値でも、数値同士のバランスなどを見て体の中の不都合を見つけ出します。

みなさんもきっと健康診断票で目にしたことがあると思いますが、肝機能をみるGOT（またはAST）と、GPT（またはALT）という値があります。これらは肝臓の細胞の中にある酵素で、肝細胞が壊れると血中に漏れ出してきて数値が上昇します。基準値に収まっていればもちろん異常なしとなります。

しかし、分子栄養学的にみると、基準値内でも低値だとたんぱく質をつくる酵素が足りていないと推測できます。さらに、2つの数値の差をみることで、ビタミンB6が不足していることもわかってきます。

また、ALPという値は胆道や骨の病気をみるものですが、これも、基準値内でも低値だと亜鉛やマグネシウム不足ということが推測されます。

このように、栄養療法の外来ではさまざまな角度から血液データをみるので、ひとりの患者さんに少なくとも1時間かけて問診をします。

検査結果の数値だけでなく、生活習慣や食べているものなど、なるべく細かく話を聞くことが大事になってきます。

栄養療法を行なうことで運動のパフォーマンス、仕事のパフォーマンス、生活全般のパフォーマンスが上がったという人がたくさんいます。

本書でもこれまで「体の中からキレイにすることが大事」とお話ししてきましたが、細胞レベルから改善することができれば、まさに体の中からキレイに、そして健康になることができるのです。

腸内環境を整えなければキレイになれない

前述した通り、栄養外来にいらした患者さんには、時間をかけて丁寧に問診を行ないます。そして、ここで最も重要なのは腸内環境がどのような状態なのかを知ることです。

美、健康、パフォーマンスアップ、このすべてを司っているのは腸内環境です。ですから、キレイになりたいと思う人、不調を治したい人、健康でいたいと思う人、運動や仕事のパフォーマンスを向上させたいと思う人、すべての人たちに自分の腸内環境の状態を知って、改善すべき点があれば改善してほしいと願っています。

腸内環境を厳密に知るには検査が必要です。検査の種類はいくつかあって、検査内容や金額などもクリニックによって異なります。

- 血液検査

検査でわかること／一般的な健康診断では20種類程度の検査しかしないのに対し、栄養療法では50～60項目の検査を実施。栄養状態はもちろん、炎症や抗酸化力についてなど、体の状態が細かくわかる

費用／1万～3万円程度

- 腸内環境検査（便検査）

検査でわかること／善玉菌、悪玉菌、カビ（真菌）、炎症、免疫、消化機能、短鎖脂肪酸（善玉菌のエサ）などの有無や量

費用／4万～7万円程度

- 遅延型アレルギー検査（血液検査）

検査でわかること／120～219品目のIgG抗体を介したアレルギー反応

費用／3万～6万円程度

- 毛髪ミネラル検査（毛髪検査）

検査でわかること／体内に蓄積している有害重金属（水銀、鉛、カドミウムなど）と、必須ミネラル（マグネシウム、カルシウム、ナトリウムなど）の有無と量

費用／1万5000～2万5000円程度

このほかにも、リーキーガット症候群（LGS）の状態を調べる「ゾヌリン検査」や、ミトコンドリア機能の状態などを調べる「有機酸検査」など、さまざまな種類の検査があります。

外来の患者さんには問診を通して、その人が必要とする検査がどれなのかをお話しして、検査を実施します。

検査結果では腸内環境が具体的な数値となってみえるので、食事指導などもスムーズに行なえるという利点があります。でも、これらの検査はすべて保険外診療で自費になるので、費用が高いのも事実です。

また、必ず検査を受けなくてはいけないということでもありません。実際に栄養療法の外来では、患者さんひとりひとりにしっかり問診をするので、検査なしでも十分に腸内環境を把握し、改善することも可能です。

以下に自分でできる腸内環境チェックリストをつくりましたので、ぜひご自分の腸の状態を確認してみてください。

腸内環境チェック

以下の項目で当てはまる症状にチェックを入れてください。

□下痢や便秘になることが多い
□お腹が張った感じがある
□肌荒れ、ニキビ、ふきでものなどの症状がよく出る
□2杯以上のアルコールを週3回以上飲む
□タバコを吸う
□疲れやすい、疲労感がなかなか取れない
□運動不足
□睡眠不足、または寝つきが悪い
□ストレスを感じている
□甘いものが好き

□小麦食品（グルテン）が含まれているものを週2回以上食べる
□乳製品を週2回以上食べる（飲む）
□コンビニ弁当やインスタント食品を週2回以上食べる
□何かしらのアレルギーを持っている

3つ以上チェックがある人は要注意。腸内環境が乱れている可能性が高いです。

体の中からキレイになれる本質的なヘルシー食

最近テレビなどでも取り上げられることも多くなったリーキーガット症候群（ＬＧＳ）について改めてお話ししたいと思います。

ＬＧＳは、腸粘膜が破壊されて腸が炎症を起こし、体にとって有害な物質が漏れ出してしまう病態のことです。さらに、腸で正常な消化吸収ができなくなることで慢性的な栄養不足に陥り、細胞の代謝ができなくなることでさまざまな疾患にも繋がります。

ＬＧＳに陥った腸内には、カンジダという真菌が増殖していることが多いです。カンジダは基本的に私たちの体内に常に存在する菌ですが、腸内環境の乱れを放置することで増殖してしまうことがあるのです。

前項の「腸内環境チェック」で３つ以上チェックがあった人は、ＬＧＳの疑いもあります。続けて以下のチェックリストも確認してください。

腸内カンジダ増殖チェック

以下の項目で当てはまる症状にチェックを入れてください。

□頭痛持ち
□生理痛が重い
□情緒不安定になることがある
□集中力が低下している
□食後に眠くなる

「腸内環境チェック」で3つ以上のチェック項目があり、さらに「腸内カンジダ増殖チェック」で1つでもチェック項目がある人は、腸内カンジダ増殖の可能性が高いです。

腸内カンジダの治療では、プロバイオティクスや消化酵素などのサプリメントを摂って腸内環境改善を行ないます。また、併せて以下の「カンジダ除菌食」を実践してもらいます。

1、グルテン、カゼイン、砂糖を控える
2、添加物や加工食品、悪い油を控える
3、カフェイン、アルコールを控える
4、オメガ3など炎症を抑える栄養素を摂る

症状によっては抗真菌薬を処方する場合もありますが、そのような薬を使用しなくても、腸内環境が改善されればカンジダは自然に減っていくことが多いです。

私は日頃から「ヘルシーな食事」を心がけていますが、それは1〜4のすべてを含んでいます。ヘルシーの定義は、低カロリー、低脂質、低糖質など人それぞれの理解ですが、本質的な意味で体の中からキレイになるためのヘルシー食は「腸内環境を整える食事」とも言えるのです。

摂るべきサプリメント1

腸内環境を整える「プロバイオティクス」

ここからは、体の中からキレイになるためのサプリメントの摂り方についてお話ししたいと思います。ただし、どんなものをどのぐらい摂ると良いのかは、その人の体調や腸内環境、運動量などによって異なるので一概には言えません。

ですので、サプリメントについては、私自身が普段摂っているものや摂り方、量などを具体的にお話ししたいと思います。本書では私の身長と体重、運動量、食生活などについても細かく記載してきました。そのようなことも含めて、トータルで参考にしてください。

私の自宅の棚には常時30種類前後のサプリメントが置いてあり、そのなかから毎回、体調やトレーニングなどに合わせて5～10種類を飲んでいます。

なかでも欠かせないもの、一生飲み続けるだろうと思われるサプリメントはプロバイオティクス、いわゆる乳酸菌やビフィズス菌などの善玉菌です。

腸は私たちの免疫を担っており、第二の脳ともいわれています。健康に生きていけるかどうか、ハッピーに生きていけるかどうか（セロトニンの約95％が腸でつくられます）は腸次第です。

もちろん「美」にも関わりますし、運動をしている人の場合は「パフォーマンスアップ」にも大いに関わります。

私たちの腸内フローラには細菌が６００〜１０００兆個ほどあるといわれています。人間の体は細菌に支配されていると言っていいほどの数ですが、これらの環境を完璧に良い状態に保つためには、食事法だけではなかなか難しいのも現実です。

３章でお話しした腸内環境に良い食事法をきちんと守り、さらにそれでストレスをまったく感じないなら可能かもしれません。もしくは一定期間なら実践できそうですが、これを一生続けるというのは健康マニアの私でも難しいことです。

そこでおすすめしたいのは、乳酸菌やビフィズス菌などの善玉菌＝プロバイオティクスのサプリメントです。

プロバイオティクスはヨーグルトやキムチ、味噌などの発酵食品に多く含まれていますが、食べ物だけで十分な量を摂るのは非常に難しいです。

ヨーグルトに関しては前述した通り、牛乳からつくられたものは腸内環境の改善どころか体への悪影響の方が心配です。キムチや味噌についても、これらをたまに摂る程度では十分な量のプロバイオティクスは摂取できません。

プロバイオティクスのサプリは薬局やウェブサイトなどでも購入できて、種類もとても豊富です。処方薬として保険適用で手に入るものもあります。

では、数あるサプリメントの中からどのようなものを選べばいいのでしょうか。ポイントは「菌量」と「生菌」です。

菌量とは文字通り菌の量のことです。例えば、市販されている一般的なヨーグルトに「100gあたりビフィズス菌○○株が10億個含まれています」という類の明記がパッケージにありますが、これが菌量です。

これと同様に、サプリメントにも菌の種類とその量が必ず明記されているはずです。何の菌がどのぐらい入っているのか、必ずチェックしてください。菌の種類が多いことも大切です。

生菌とは、これも文字通り生きている菌のことを指します。ヨーグルトに含まれているものは生菌が多いですが、サプリメントになると死んでいる菌＝死菌を使用しているものがほとんどです。

死菌は生菌のエサになるのでそれはそれで必要ではありますが、生菌で摂れるならそちらの方がベターです。これもパッケージや説明書きを確認すると明記されているので確認してください。

いろいろな考え方がありますが、私は、プロバイオティクスのサプリで善玉菌を増やし、そのエサとなる食べ物（＝プレバイオティクス）として食物繊維やオリゴ糖を摂るという方法がベストだと考えています。

十分な量の食物繊維を食品から摂るのが難しいときは、水溶性食物繊維のサプリメントもあるので、それを併用するのもおすすめです。

プロバイオティクス

my favorite Probiotics

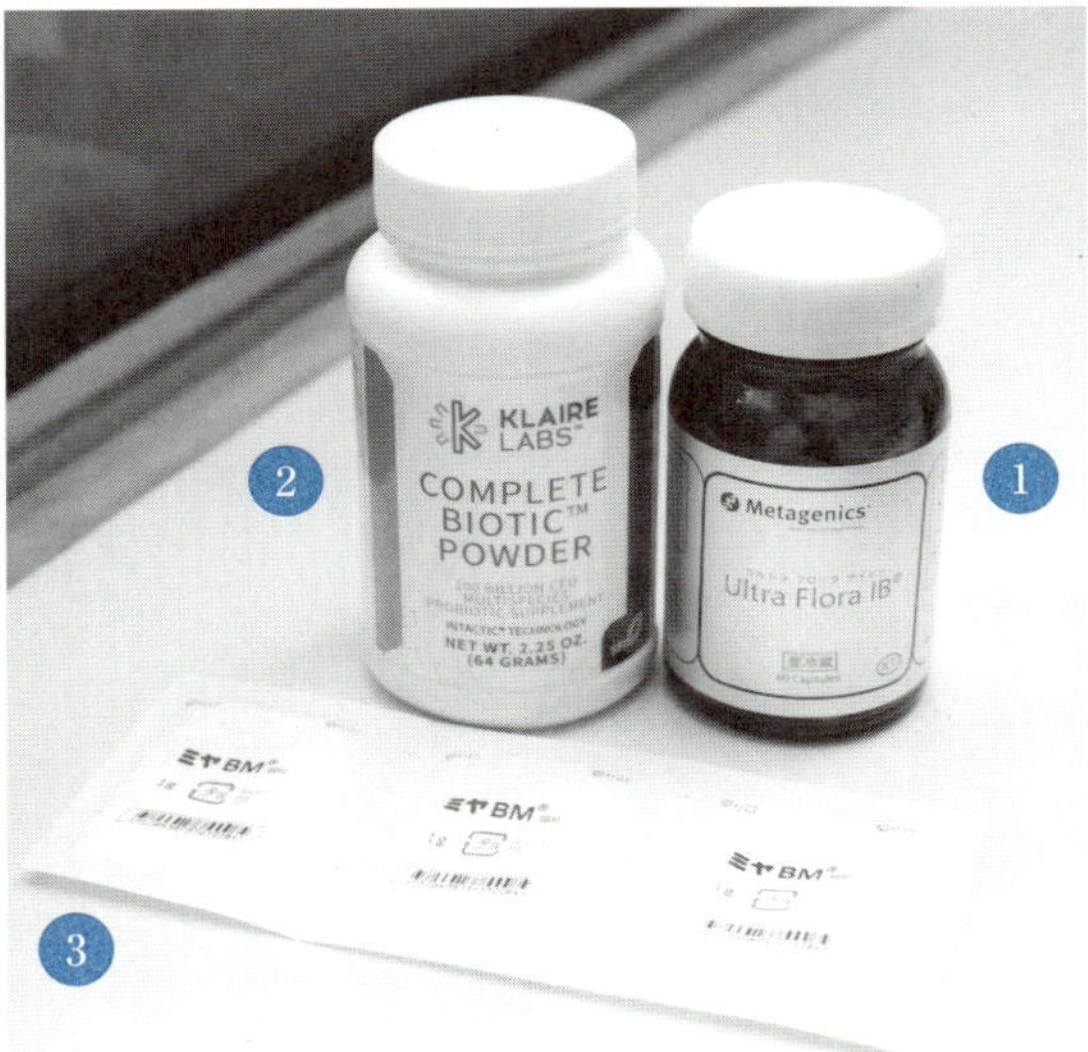

❶ メタジェニックスの「ウルトラフローラアイビー」
善玉菌の中でも乳酸菌とビフィズス菌に特化していて、それぞれ150億個の生菌が入っています。

❷ クレア・ラボの「コンプリート・バイオティックパウダー」
12種類の生菌が1g（1日分）に1000億個入っていてコストパフォーマンスもいい商品。

❸ 保険適用の処方薬「ミヤBM」
宮入菌という酪酸菌の整腸剤で腸内環境を整える栄養源に。同じ菌を主体にした「ミヤリサン」という市販薬もあります。

食物繊維
my favorite Dietary fiber

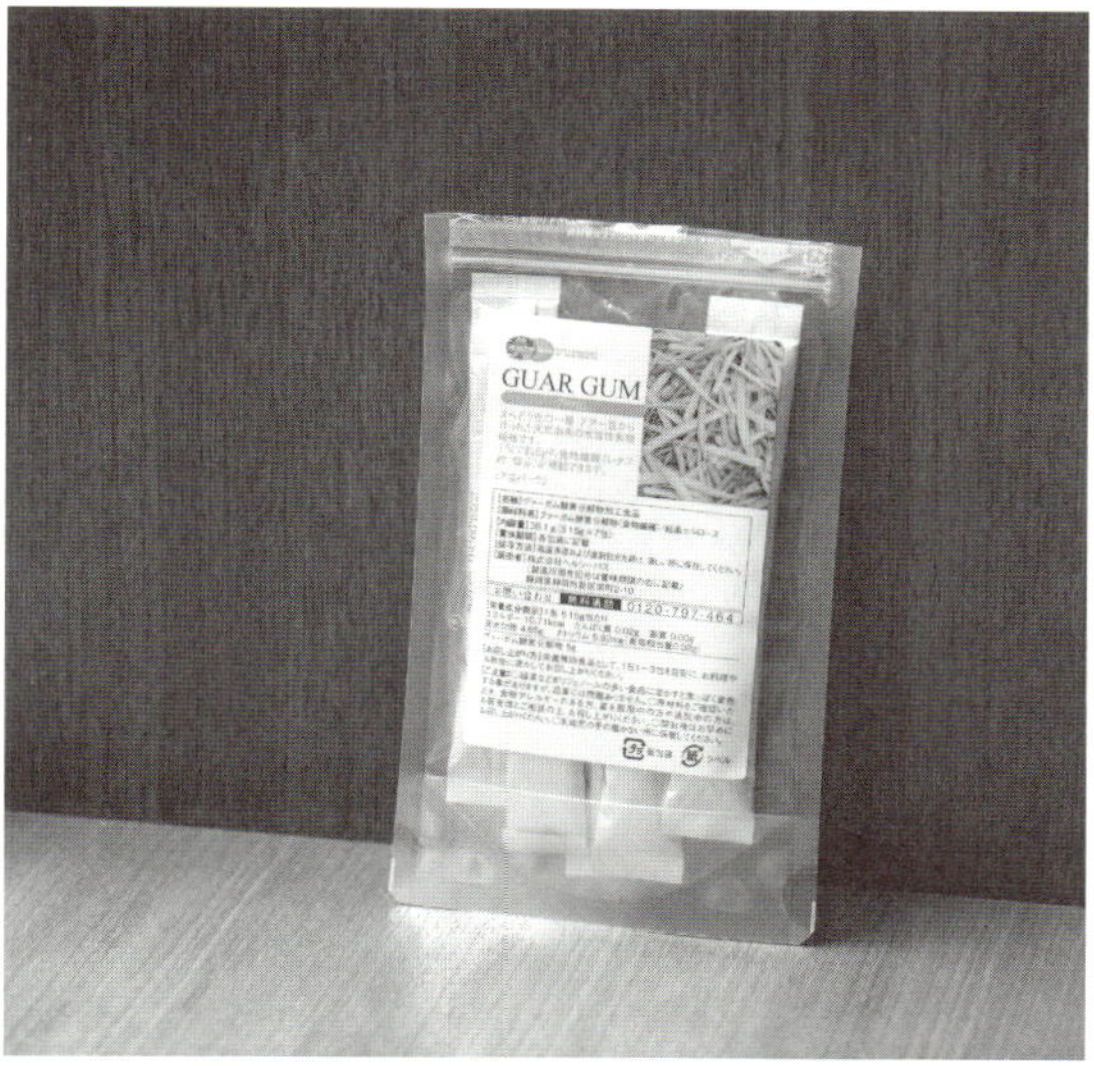

ヘルシーパスの「グアガム」
グア豆というマメ科植物からとった天然由来の水溶性食物繊維。1包で約5g（レタス約1個分）の食物繊維が摂れます。私は1日1～2包、お茶などに溶かして飲んでいます。

摂るべきサプリメント2

エネルギー産生に欠かせない「ビタミンB群」

ビタミンB1、ビタミンB2、ビタミンB6、ビタミンB12、ナイアシン、パントテン酸、ビオチン、葉酸、8種類の総称をビタミンB群と呼び、どれも私たちが生きていくためのエネルギーをつくるのにとても重要な栄養素です。

ATPがつくられる仕組みには「解糖系」「クエン酸回路」「電子伝達系」の3種類がありますが、これらのシステムをスムーズに動かすのに欠かせないのがビタミンB群です。

また、三大栄養素の代謝をする際の補酵素としての働きが大きく、例えばB1は糖代謝、B2は脂質代謝、B6はたんぱく質代謝にそれぞれ深く関わっています。

ビタミンB群はお互いが助け合って働くビタミンでもあるので、単体ではなく総合的に摂ることが大事です。

ビタミンB群

my favorite Vitamin B

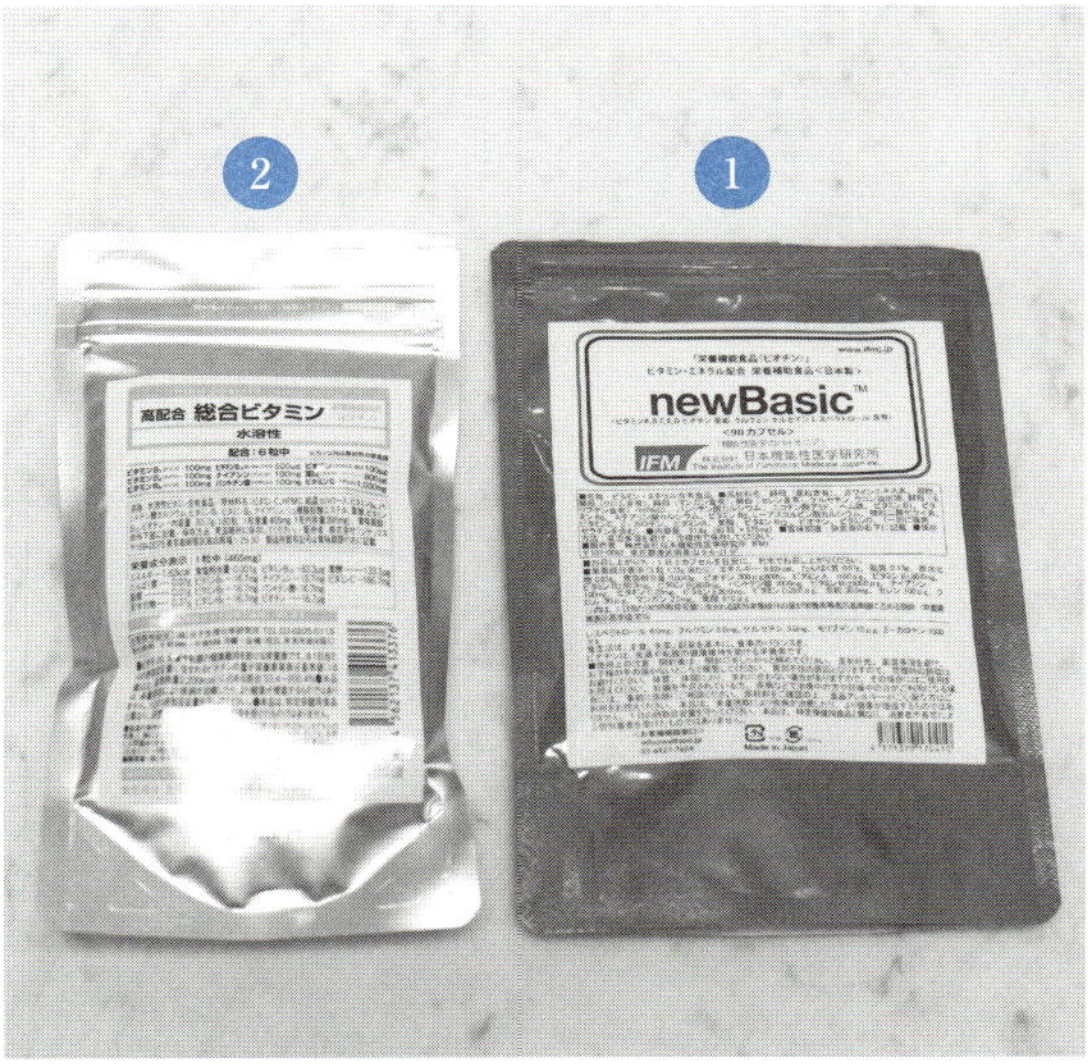

❶ 日本機能性医学研究所の「ニューベイシック」
ビタミンB群以外に亜鉛やビタミンA、Eなどが総合的に摂れます。
❷ 分子生理化学研究所の「総合ビタミン」
高配合の水溶性ビタミン（ビタミンB群とC）が摂れます。

摂るべきサプリメント3
プロテインよりも吸収が早い「ＢＣＡＡ」

健康と美容のための正しいプロテインの摂り方については前述しましたが、その中で、プロテインではなくアミノ酸のサプリメントを代用してもＯＫというお話もしました。

私自身もプロテインだけでなく、アミノ酸のサプリメントも飲んでいます。プロテインに比べてコストは高くなりますが、その分吸収が早く、プロテインの原料（ホエイ、大豆など）による遅延性アレルギーの心配がないというのが利点です。

アミノ酸の中でも運動に最も関係してくるのがＢＣＡＡ（バリン、ロイシン、イソロイシンという3種の分岐鎖アミノ酸の総称）です。

私たちの筋肉の35％はＢＣＡＡでつくられていて、運動をすると筋肉内のＢＣＡＡが消費されてしまいます。激しい運動やマラソンなどの長時間の運動ならなおさらです。

人間は、運動をしていてエネルギー源となる脂肪や糖がなくなってくると、筋肉を分解してＢＣＡＡをエネルギー源にします。これによって筋肉そのものにダメージを与えたり、筋力低下に繋がったりする恐れもあります。

さらに、ＢＣＡＡは乳酸の上昇を抑えて疲労を軽減し、脂肪燃焼を助ける働きがあることもわかっています。

このような理由から、ＢＣＡＡは基本的には運動前に補っておくといいでしょう。また、運動のなかでも筋トレなど、筋肉を酷使する運動の際は、筋肉アップと疲労回復のために運動後の服用もおすすめします。

私自身は、運動内容やコンディションによって服用するＢＣＡＡを以下のように使い分けています。

- 軽め～中等度の運動前後／それぞれ２０００～３０００㎎程度
- 中等度～強度の運動前後／それぞれ４０００㎎以上

大会のときは別ですが、日常の運動前はアミノ酸とその他のサプリメント以外はなるべく胃にものは入れないようにしています。

日常の運動の際は空腹の方が脂肪燃焼には効率的です。胃に内容物があると、そちらがエネルギー源になってしまうので体内の脂肪がなかなか燃焼されません。

ただし、空腹で激しい運動をすると人によっては低血糖になったりふらついたりする可能性もあるので、ダイエット目的でない場合は、多少胃に食べ物を入れておいた方がいいでしょう。

BCAA
my favorite BCAA

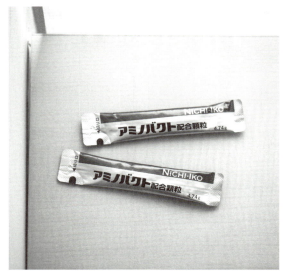

処方薬の「アミノバクト」
人工甘味料などの余計な物が入っていないので純粋なBCAAが確実に摂取できます。1包に約4gのBCAAが含まれています。

摂るべきサプリメント4

効率良く脂肪を燃焼する「L－カルニチン」

L－カルニチンは人間だけでなく、ほとんどすべての生物の体中に存在し、脂質の代謝に必要不可欠な物質です。

体内に入った脂質は脂肪酸に分解され、L－カルニチンと結合してミトコンドリアの内部でエネルギーに変換（代謝）されます。しかし脂肪酸はL－カルニチンがないとミトコンドリアの内部には入れません。つまり、L－カルニチンが不足しているとエネルギーに変換されない脂肪が体内に蓄積されてしまうのです。

L－カルニチンは体内でも合成されますが少量なので、食品からたくさん補わなくてはいけません。特に肉類に多く含まれていますが、十分な量を摂るのは難しいです。

効率良く脂肪を代謝するために、ダイエット中の人はもちろん、運動をしているすべての女性にサプリメントで補うことをおすすめします。

L-カルニチン

my favorite L-Carnitine

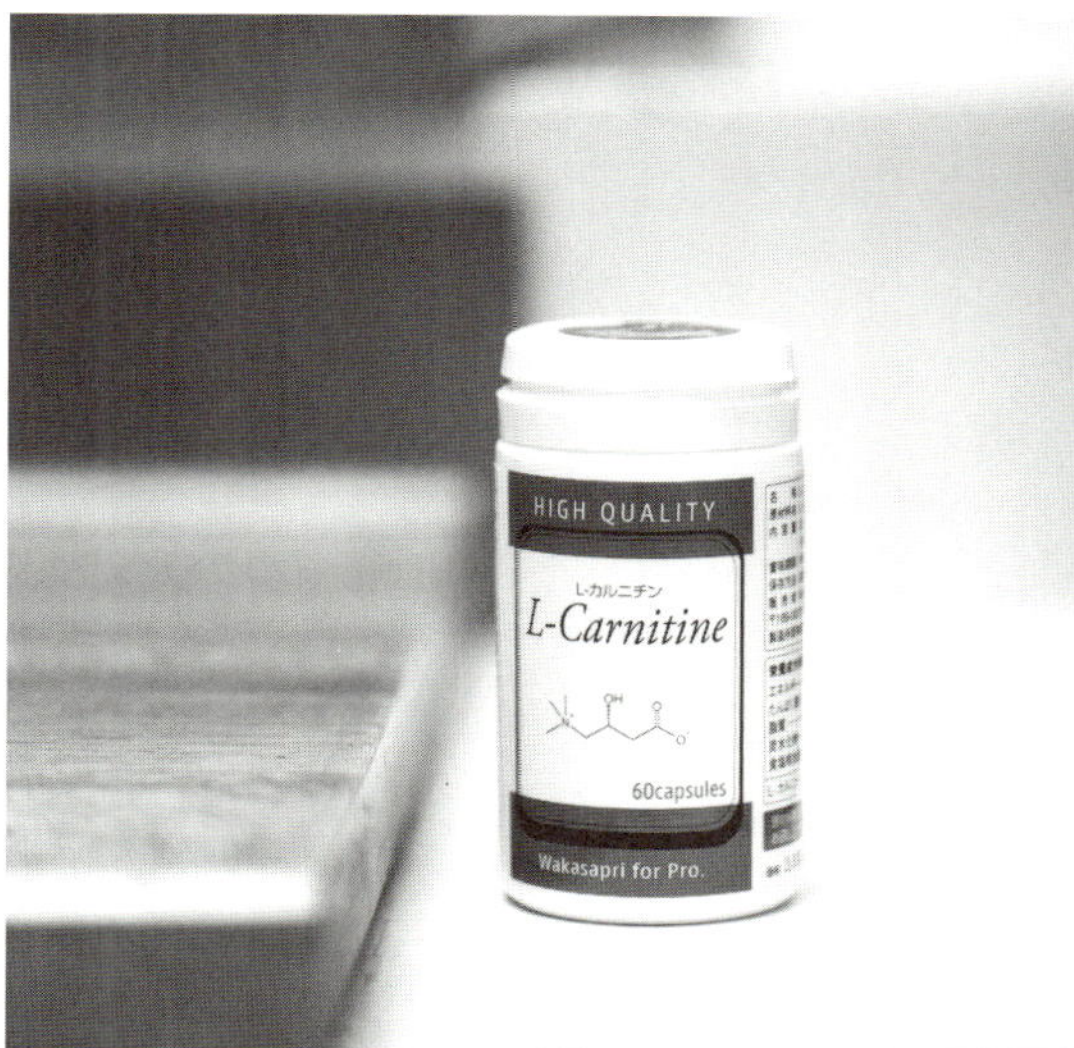

分子生理化学研究所の「L-カルニチン」
私は運動2～4時間前に500mgを摂取しています。

摂るべきサプリメント5

糖質の代謝&デトックスの味方「アルファリポ酸」

L‐カルニチンが脂質の代謝に欠かせない成分だったのに対し、アルファリポ酸は糖質を代謝する際に必要な成分です。脂肪の代謝サポートや、ビタミンB群の働きを助ける作用もあります。また、ビタミンC、ビタミンE、グルタチオンなどの抗酸化物質を再生する作用があり、さらに、ビタミンCとビタミンEの400倍の抗酸化作用があるとされています。

そしてもうひとつ、デトックス作用もあるという優れもの。魚などを食べることで体内に蓄積される有害重金属をキレートして、排出をサポートしてくれます。ダイエット効果、パフォーマンスアップ、抗酸化、デトックス作用などさまざまなことが期待できる成分です。

アルファリポ酸

my favorite α-Lipoic Acid

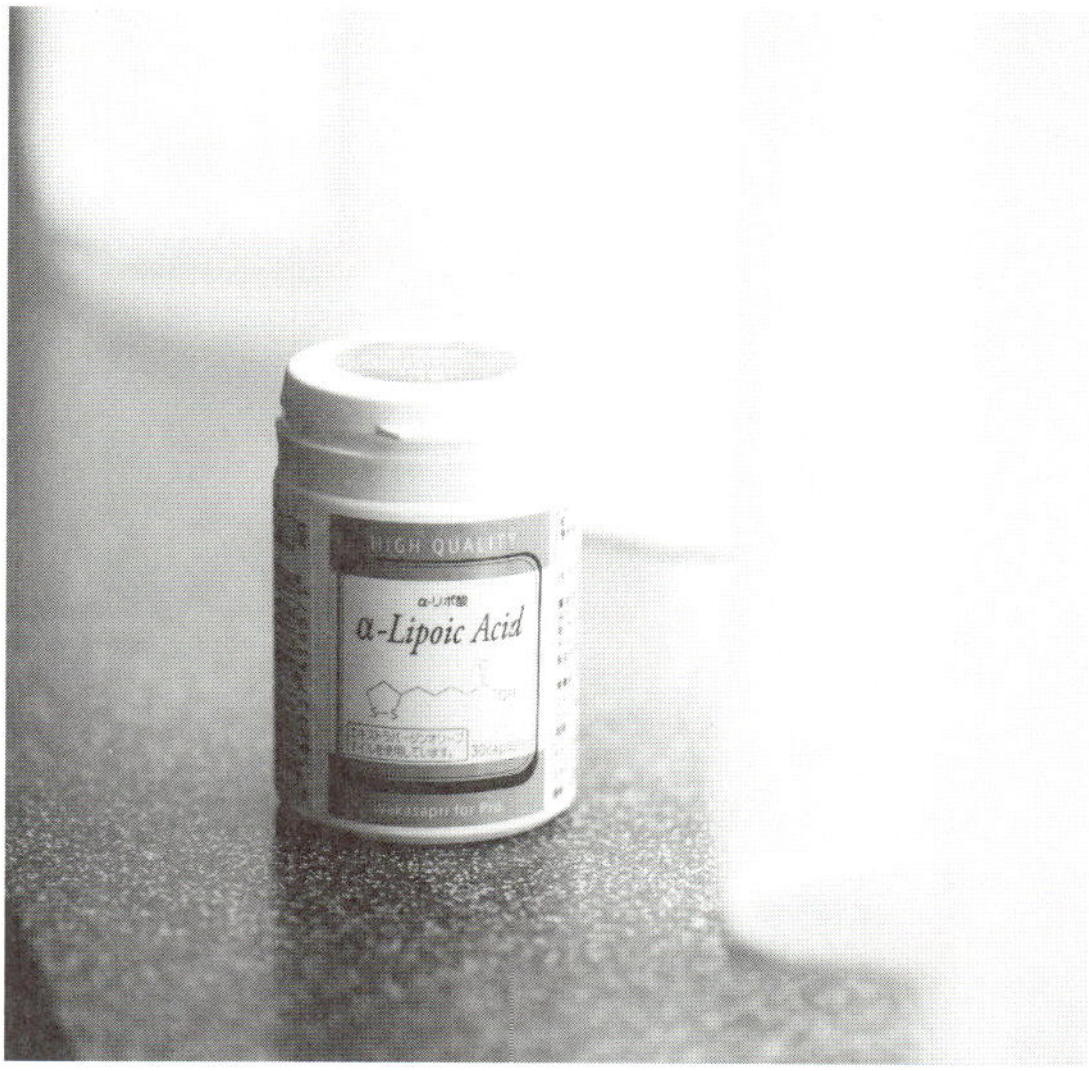

分子生理化学研究所の「アルファリポ酸」
私は運動30分前に100mgを摂っています。

摂るべきサプリメント6

パフォーマンスアップなら「コエンザイムQ10」

ビタミンB群同様、コエンザイムQ10もATP産生に必要不可欠な栄養素です。ATP産生の最終過程の電子伝達系でコエンザイムQ10がないとATPをつくることができません。

つまり、体内にコエンザイムQ10があればあるほどATPをたくさんつくることができ、パフォーマンスアップにも繋がるのです。

また、コエンザイムQ10には抗酸化作用もあります。

よく患者さんから「還元型」を選ばないといけないのかという質問を受けますが、そのようなことはありません。コエンザイムQ10のサプリには主に還元型と酸化型の2種類があり、酸化型の方が安価です。

腎機能が弱い人や高齢者には還元型をおすすめしますが、健康な人であれば酸化型を摂っても体内で還元型に変換できます。

コエンザイムQ10
my favorite Coenzyme Q10

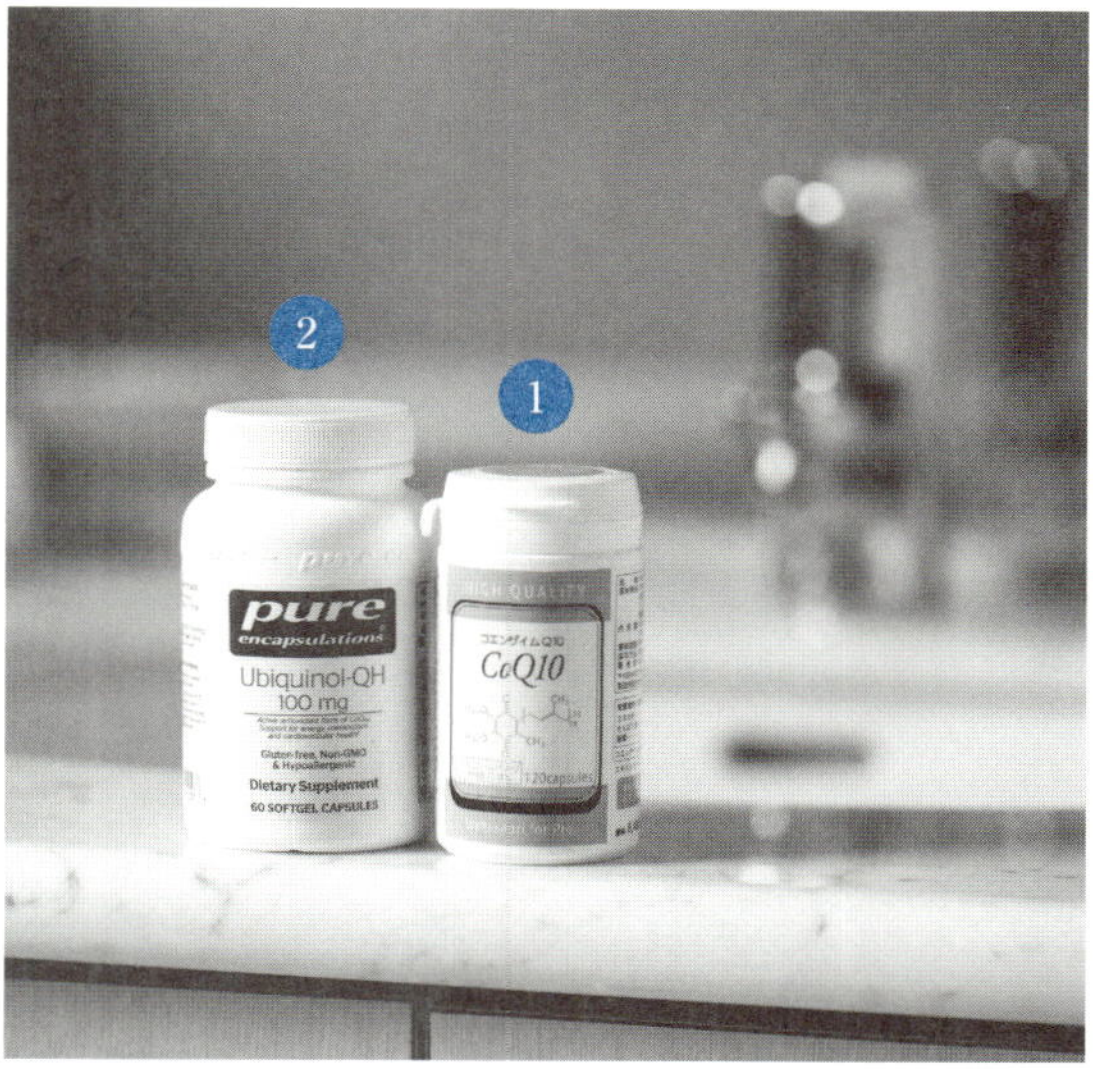

❶ 分子生理化学研究所の「コエンザイムQ10」
❷ ピュア・エンキャプスレーションズの「コエンザイムQ10」
2つともとても良いサプリなので、2種類どちらも常備しています。運動30分前に100mg摂っています。

摂るべきサプリメント7

疲労回復にてきめんに効く「ビタミンC」

ビタミンCは疲労回復作用があり、美肌にも効果があると前述しましたが、摂り方のコツについてさらにお話ししたいと思います。

まず、これはビタミンCに限ったことではないのですが、市販されているサプリメントにおいて特にビタミンCはその含有量がとても少ないことが気になります。

例えば、クリニックなどでよく処方されるシナールというビタミンCがありますが、これは1錠あたりのビタミンC含有量は200㎎です。1日3回飲んでも600㎎。

どれぐらいの量を摂ればいいのかはその人の体調や目的によっても異なりますが、私のケースで言えば、1日2～4gのビタミンCを摂っているので、シナールで賄おうとすると、1日10～20錠も飲まなくてはいけません。

ドラッグストアなどで売っているものは含有量が少ないわりに高額のものも多

いです。栄養成分の表記をみると、その半分以上が添加物というケースも珍しくありません。

すべてのサプリメントにいえることですが、ビタミンCのような市販されている商品数が豊富なものこそ、ぜひいろいろなものを比較して、成分の含有量が多くて添加物が少ないものを選んでください。

美容皮膚科やクリニックなどでは、ビタミンCを点滴で入れることもできて、取り扱っているところも全国にたくさんあります。「高濃度ビタミンC点滴」だと1回でだいたい10〜50gのビタミンCを体内に摂り込むことができます。

疲労が溜まっているときや、屋外での運動などで陽射しをたくさん浴びたときなどにはとてもおすすめです。

ビタミンC

my favorite Vitamin C

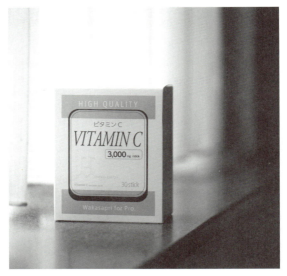

分子生理化学研究所の「ビタミンC」
写真は1包3g入りで、体調によって1日1包～3包飲むこともあります。同じ製品で内容量が2gのものもあり、そちらも常備。摂りたい量に合わせて毎回調整しています。

摂るべきサプリメント8

卵子の酸化予防にもなる「水素」

私が現在取り組んでいる栄養療法は、食生活や生活習慣、サプリメントなどで病気を予防、治癒させる治療法だとお話ししましたが、この治療法は不妊治療を行なっている女性の「卵子の質を上げる」ことにも効果を発揮しています。

健康のため、美容のためには、ミトコンドリア機能を上げてATPを産出させることが大切だと繰り返しお話ししてきましたが、じつは、卵子は人間の細胞のなかで最も多くのミトコンドリアを持っています。

ひとつの卵子には、なんと約10万個のミトコンドリアがいます。

つまり、卵子の質はそれだけミトコンドリアと大きく関係していて、ミトコンドリアの働きが低下すれば卵子の質も低下するのです。

不妊治療では何度も同じ治療を繰り返すことになりがちですが、それよりも、卵子自体の若返りに取り組む方が、最終的には妊娠への近道になる――。そのような思いから、栄養療法で卵子の質を上げ、妊娠率をアップさせることを目的とした日本初の「卵子アンチエイジング外来」にも2018年から取り組んできました。

そして、この卵子アンチエイジング外来では、ほとんどの患者さんに水素のサプリメントを処方します。もちろん水素以外にもさまざまなケアをしますが、実際に質のいい卵子が採取できている患者さんがたくさんいらっしゃいます。

このような経験からも、私は卵子の酸化予防には水素の役割が非常に大きいと確信しています。

先輩の女性医師で、数年間水素サプリを飲み続けた結果、45歳で自然妊娠した人もいます。その先輩も「妊娠は間違いなく水素のおかげ」とおっしゃっていました。

いますぐに妊娠を望んでいるわけではなくても、普段から卵子をアンチエイジングすることはとても大切なことです。究極の活性酸素除去薬として、すべての女性に水素サプリメントをおすすめしたいです。

水素
my favorite Hydrogen

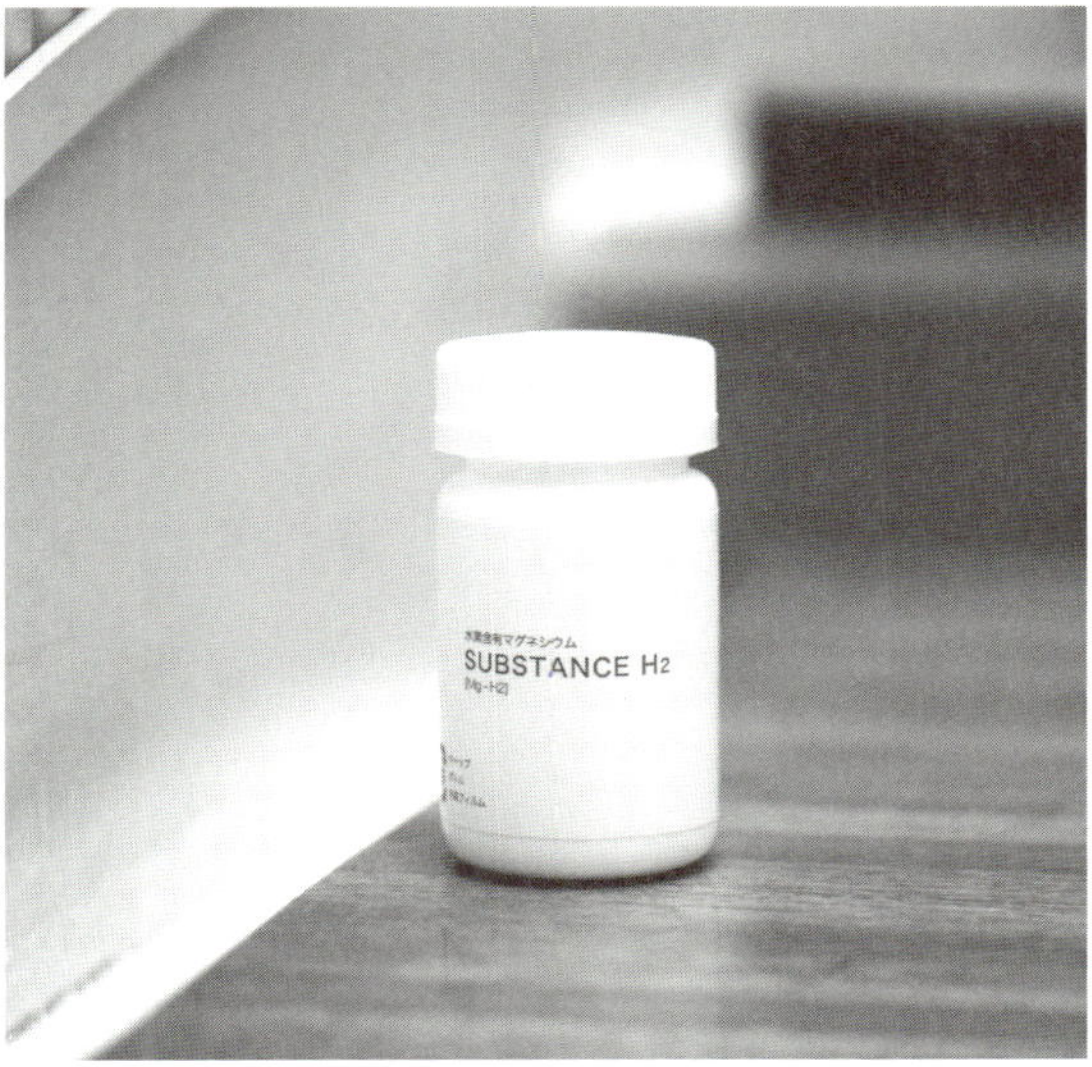

臨床水素治療研究会の水素サプリメント「サプスタンスH2」
私は1日1錠=40mgを摂っています。風邪をひいているときやトライアスロンのレースの際など疲労が多いときは1日2錠にします。

摂るべきサプリメント9

アスリートの補給に欠かせない「マグネシウム」

マグネシウムも私が摂っているサプリで欠かせない栄養素のひとつです。ミネラルのひとつであるマグネシウムもATP産生に欠かせず、さらに、約350種類もの酵素が活性化するのにも必要不可欠です。酵素反応が体内で繰返されることによって、たんぱく質の合成、神経伝達の制御、心機能の維持、筋収縮、血圧調節などが行なわれます。

さらにマグネシウムが不足すると、低カルシウム血症、骨粗しょう症、心疾患、筋肉の痙攣《けいれん》、冠動脈の攣縮《れんしゅく》、神経・精神疾患、不整脈、食欲不振、下痢、便秘などさまざまな症状や病態が起こり得ます。

マグネシウムがなければ栄養の吸収も、筋肉の収縮もできません。生命維持に必要な細胞の代謝に関与しているにもかかわらず、ほとんどの人は十分な量を摂れていないのが現実です。

その原因はいくつかあります。まず、日本で採取できる水はミネラル分が少ない軟水ということと、日本の土壌はミネラルの含有量が低く、その土壌でつくられる農作物もミネラルが少ないことが挙げられます。

また、食生活の欧米化も原因のひとつ。元来のミネラルが豊富な日本食から、高カロリー、高脂肪の食事になったことで、食べ物からのミネラル補給が少なくなったと考えられます。

厚生労働省が作成している「日本人の食事摂取基準2015年版」では、1日に摂取するマグネシウムの量を以下のように推奨しています。

- 男性
18〜29歳／340mg、30〜49歳／370mg、50〜69歳／350mg
- 女性
18〜29歳／270mg、30〜49歳／290mg、50〜69歳／290mg

マグネシウムを多く含む食品は大豆製品や魚介類、海藻などですが、食べ物から毎日十分な量を摂るのはとても難しいです。

また、マグネシウムは、日本人が大好きなごはんや白いパン、お菓子などを食べたときの消化や、アルコールの分解にも使われます。さらにストレスや睡眠不足、さまざまな薬の影響によってもマグネシウムは消費されてしまいます。食事で摂っているつもりでも、代謝されてすぐに不足がちになるのです。

市販されているアスリートの補給食にはたいていマグネシウムが入っていますが、運動をしている人は特に、普段からサプリメントなどで補っておくことが必要です。

また、マグネシウムは経皮吸収もするので、スプレーやオイルなども効果的です。特にスポーツ時の脚のつり、痙攣防止として即効性を発揮します。

マグネシウム
my favorite Magnesium

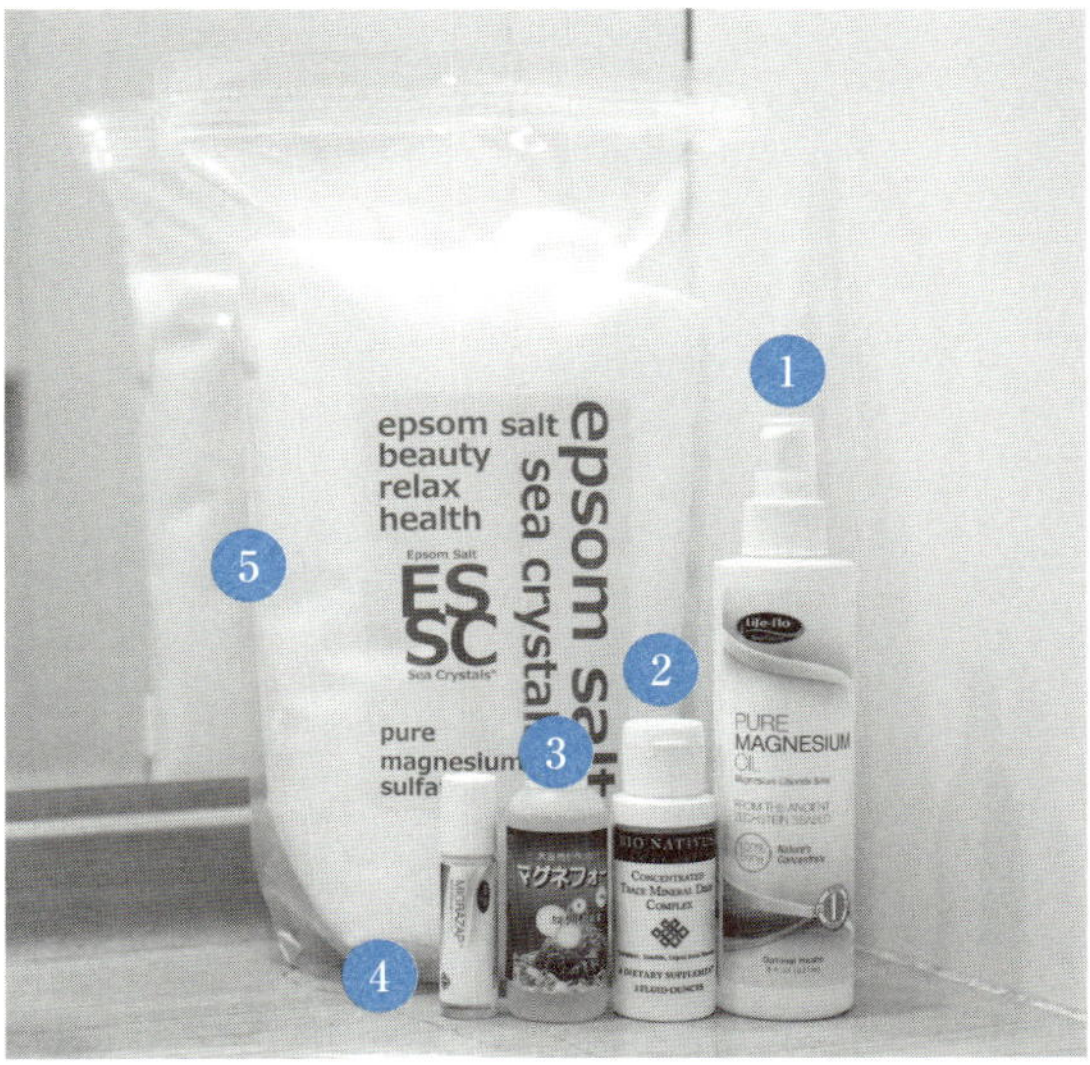

❶ Life Flo Healthの「ピュアマグネシウムオイル」
❷ Bio Nativusの「トレースミネラルドロップコンプレックス」
❸ メイティアの「マグネフォース」
❹ Life Flo Healthの「マグネシウムロールオン」
❺ シークリスタルスの「エプソムソルト」

❶と❹は直接肌にぬって、❺は入浴剤として使っています。❷と❸は料理をつくるときに混ぜたり、飲み物に入れて摂っています。

摂るべきサプリメント10

やる気スイッチをONにする「DHEA」

DHEAは、その数値が体内年齢の指標にされることから「若返りのホルモン」とも呼ばれています。「DHEAを摂ると元気になり、活力が出てくる」と第2章でもお話ししましたが、ここでは具体的なサプリメントの摂り方について説明したいと思います。

DHEAは体内での分泌のピークが午前11時頃までなので、サプリメントを摂る際も体内リズムに合わせて朝から11時までに飲むのがベストです。

またDHEAは副腎から分泌されていますが、サプリメントを毎日飲んで補っていると、そのうちに副腎が怠けて分泌量が減ってしまう恐れがあります。それを防ぐために、週に1日摂るのをやめる日をつくると良いとされています。

DHEA

my favorite DHEA

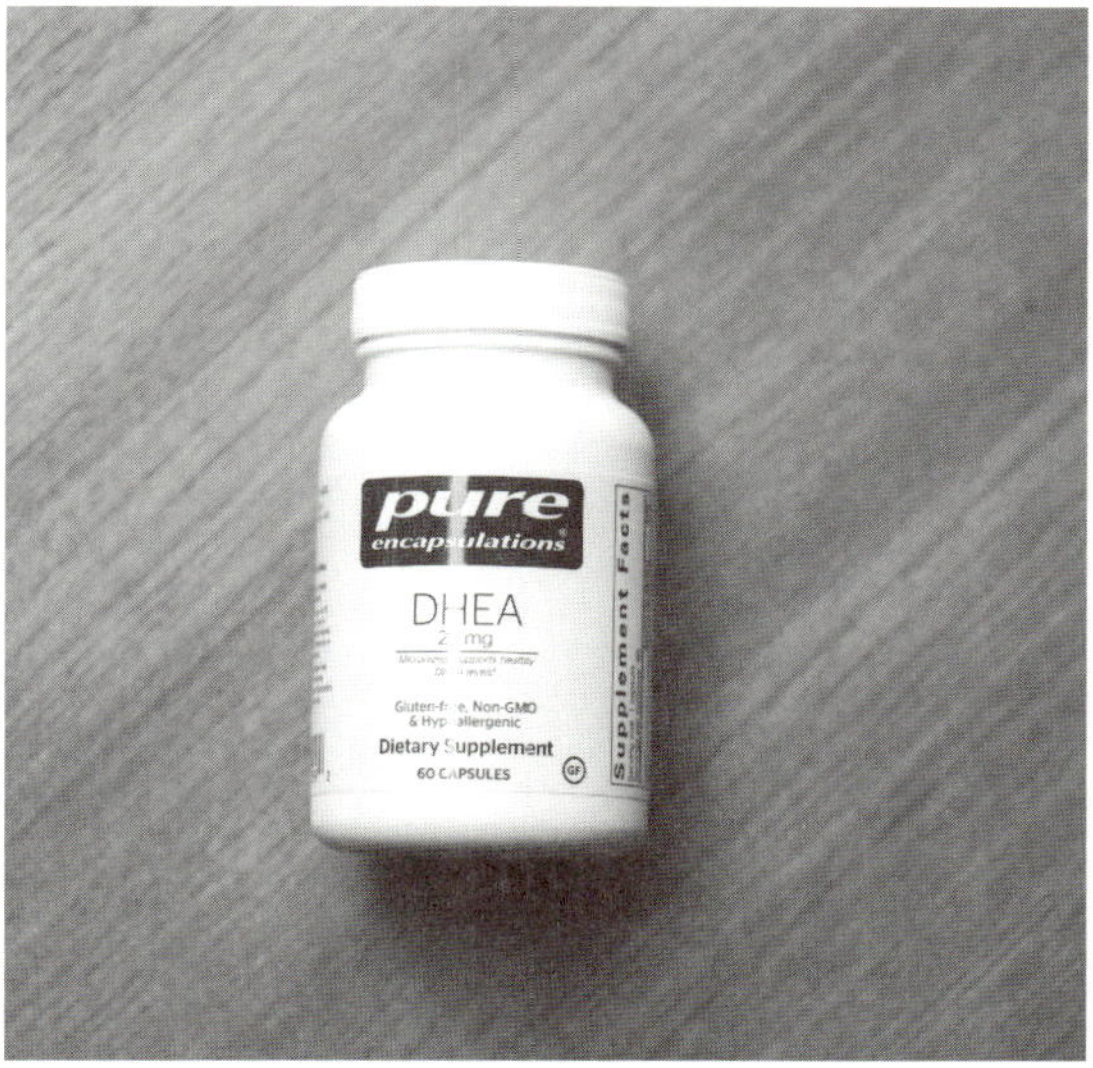

ピュア・エンキャプスレーションズの「DHEA」
私は1日25㎎を目安に摂っています。

摂るべきサプリメント11

紫外線による体への害を防ぐ「飲む日焼け止め」

「飲む日焼け止め」については、2種類の成分があることを前述しましたが、私がどのように飲み分けているかをご紹介したいと思います。

継続的に飲むことで長時間効果が得られるものは基本的には毎日摂っています。毎日摂ることで抗酸化作用が持続し、紫外線の影響を受けにくくなります。

対して、飲むとすぐに効果が表れる即効型のものは、ランニングで外を走る30分前や、トライアスロンなどの大会スタート30分前を目安に摂っています。短時間ではありますが、即効性を発揮するのでこちらも欠かせません。

みなさんもぜひ2種類を飲み分けて、完璧な紫外線対策を行なってください。

飲む日焼け止め

my favorite Sunscreen

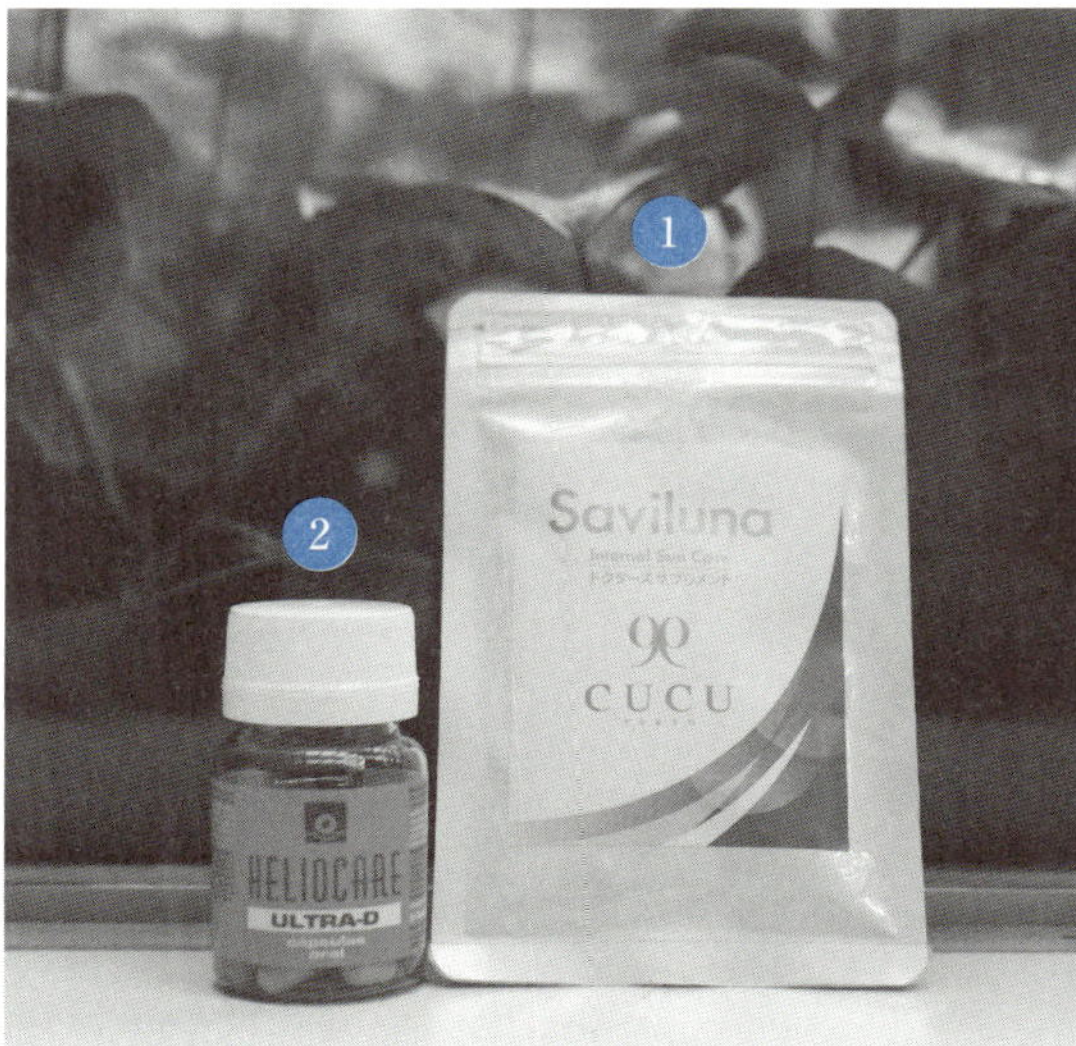

❶ CUCU TOKYOの「サビルナ」
こちらは私が開発したサプリメント。ブラッドオレンジのエキス、水素、コエンザイムQ10、ビタミンCなどを配合した抗酸化作用の高い飲む日焼け止め。毎日継続的に摂っています。
❷ カンタブリアラボの「ヘリオケア」
即効性を発揮するタイプでは最もメジャーな商品。

摂るべきサプリメント12

消化と栄養吸収を助ける「消化酵素」

運動をしている人は、肉などのたんぱく質を積極的に摂っていることが多いと思います。また、プロテインで補っている人も多いでしょう。

そのような人たちにぜひ、併せて摂ってほしいのが消化酵素のサプリメントです。たんぱく質は体内で分解するのに相当なエネルギーと時間がかかります。また、日本人はそもそも胃酸と消化酵素が少ない民族でもあります。

特にお肉を食べると胸やけをおこしたり、お腹が張る、お腹をこわすという人は恐らく胃酸か消化酵素、もしくは両方の分泌が足りていない可能性が高いです。

普段から消化を助ける食物酵素を多く含む食品（大根、キャベツ、パパイヤ、パイナップルなど）を摂ることも大切です。しかし、たんぱく質を積極的に摂っている人は特に、サプリメントで補うことをおすすめします。

酵素は大きく分けると以下の3つがあります。

- 消化酵素

体内でつくられる「体内酵素」。胃、すい臓、小腸などの消化器官から分泌される。食べ物を消化分解し、栄養を吸収しやすくします。

- 代謝酵素

体内でつくられる「体内酵素」。細胞の代謝、ATP産生などの働きを助ける、人間の生命活動に必要不可欠なものです。

- 食物酵素

体内ではつくられない、果物や野菜などに含まれる酵素。体内で消化を助ける働きをします。市販されている「酵素ドリンク」にはこれが含まれています。

この3つはそれぞれ大切な役割があり、さらに密接に関わっています。

例えば、肉などたんぱく質をたくさん食べて消化酵素を使い過ぎると、代謝酵素も消費されてしまいます。また、食物酵素を食べ物から摂ると、消化酵素の助けになり、結果的に代謝酵素や消化酵素を温存することに繋がります。

また、消化酵素のひとつ、ペプシンがきちんと分泌されるためには胃酸が必要です。食べ物を消化するときに分泌される胃液の中に含まれる塩酸を胃酸とも呼びますが、これが働くことによって消化酵素がつくられるのです。

つまり、胃酸の分泌が少ない人は消化酵素の分泌も少ないと考えられます。

私の食生活では、朝と昼は比較的消化に負担がかからないヘルシーなものを摂っていますが、夜は外食が多くなりがちです。外食で食べるものはたいてい消化に負担がかかるものなので、それを考慮して、外食の際は必ず消化酵素のサプリを摂っています。さらにお肉を食べる際は塩酸のサプリもプラスして摂っています。

私は主に外食の際に服用していますが、胃腸が弱い人や腸内環境があまり良くない人は、消化酵素を毎日摂ることをおすすめします。また塩酸サプリの代わりに食前にレモン水を飲んだり、梅干しを食べたりするのもいいでしょう。胃酸の分泌が促進されます。

消化酵素&塩素

my favorite Digestive enzyme & Chlorine

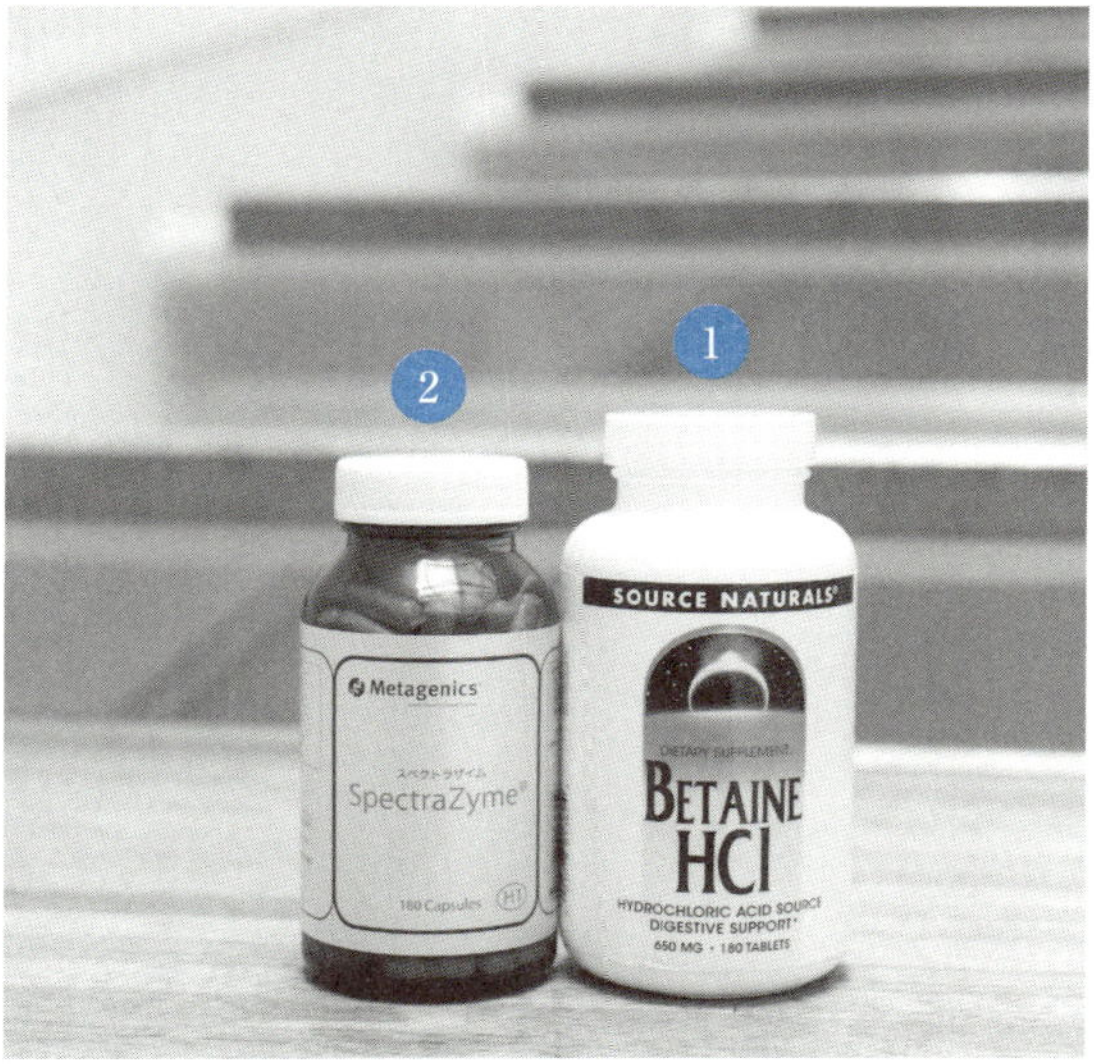

❶ Soure Naturalsの「ベタインHCL」
お肉を食べる際はこの塩素のサプリメントを摂っています。
❷ メタジェニックスの「スペクトラザイム」
消化酵素は食前に2錠を目安に摂っています。

栄養療法外来　症例①

患者Aさん・50歳男性のケース

ここからは、実際に栄養療法の外来にいらした3人の患者さんについての症例をご紹介したいと思います。

時間をかけて問診をして患者さんの状態を知り、それぞれに必要な検査を受けてもらいます。その人に本当に必要な栄養素が何かを正確に知り、それを摂っていただくことで、薬を使用しなくても体の状態は良くなり、パフォーマンスもぐっとアップします。

●主訴／湿疹、ニキビ、肩の痛み

ニキビ、鼻炎、花粉症があり、原因不明の湿疹もたまに出るとのこと。今回は足の裏にも湿疹が出て、どの病院に行っても改善しないことから来院されました。

肩が痛い、疲れやすい、気分の上下があるなどの不定愁訴もあり。便秘にも悩まされていて、便通は1週間に1回程度とのこと。

●検査と診断

甘いものが大好きで、グルテン、乳製品もよく摂っているとのことでしたので、遅延性フードアレルギー検査を受診していただきました。

その結果、乳製品全般、豆類、グルテン、白米など、多くの食品に強いアレルギー反応が。数値の特性などからリーキーガット症候群と診断づけました。

●治療と経過

食事療法とサプリメント療法（プロバイオティクス、消化酵素、ビタミン、ミネラルなどの摂取）を開始。

約1カ月後、足の裏の湿疹と鼻炎が消失。疲れやすかった体もラクになり、肩の痛み、気分の上下もなくなったとのこと。便も毎日出るように。その後、花粉症の季節になった際も、症状がかなり軽減されたと喜んでいらっしゃいました。

初診から約1年半が経過しましたが、現在も食事療法とサプリメント療法は続けられており、湿疹やニキビは出ず、体調もとても良いとのことです。

栄養療法外来 症例②

患者Bさん・17歳女性のケース

●主訴／うつ、不登校

来院時は高校2年生でしたが、中学2年生から不登校になり、以来引きこもりがちに。運動習慣も特になし。通院先の病院ではうつ病と診断され、抗うつ剤を服用中でした。

気分の差が激しく情緒不安定。甘いものや乳製品が好きでお菓子をよく食べている。また、下痢や便秘を繰り返しているとのことでした。

●検査と診断

Bさんには、栄養学的採血、遅延性フードアレルギー検査、有機酸検査を受診していただきました。

血液検査では、軽度の炎症と低栄養が判明。たんぱく質不足、ビタミンB不足、亜鉛不足、消化酵素不足、銅過剰、かくれ脂肪肝などの疑いがありました。

遅延性フードアレルギー検査では、しいたけに強い反応が出たほかは、大きなものは出ませんでした。

有機酸検査では、腸内カンジダの産生物のアラビノースが高値に。悪玉菌を示すマーカーも全体的に高値でした。また、神経伝達物質代謝マーカーの値から、アミノ酸不足とセロトニン不足が判明し、炎症やストレス、疲労、うつがあることがわかりました。さらにビタミンB群とビタミンCの低下もみられました。

●治療と経過

Bさんにはカンジダ菌の腸内増殖が認められたので、まずは腸内環境改善からスタート。食事療法とサプリメント療法（プロバイオティクス、亜鉛、マグネシウム、グルタミン、消化酵素、オメガ3などの摂取）を開始。

2カ月後にはバナナ状のいい便が毎日出るように。気分が不安定だったのも改善がみられ、調子の良い日も多くなり、運動もし始めたとのこと。

初診から1年数カ月経過しましたが、現在はカナダに留学中で、シェアハウスに滞在し、学校へも通っているとのこと。食事指導の内容をなるべく続けられるように、現地ではできるだけ自炊を心がけているそうです。

栄養療法外来 症例③

患者Cさん・29歳男性のケース

●目的／パフォーマンスアップ

ボート競技のオリンピック日本代表選手のCさんは、さらなるパフォーマンスアップを図るために来院されました。

●検査と診断

遅延性フードアレルギー検査を受診。その結果、牛乳、ホエイ、ヨーグルト、チーズなどの乳製品と、卵、豆類、小麦、大麦、オート麦、白米など穀物全般に強い反応が出ました。さらに、野菜やフルーツなどにも多く反応あり。このような結果からリーキーガット症候群と診断しました。

●治療と経過

食事療法とサプリメント療法（プロバイオティクス、グルタミン、消化酵素、ビタミンBを中心としたビタミン剤、亜鉛やマグネシウムを中心としたミネラル、コエンザイムQ10などの摂取）を開始。

プロテインはホエイを使用していたので、ほかのものに変更し、ローテーションで摂るように指導しました。

これらを実践してもらい、数週間後から体調が良くなってきたと報告がありました。便は軟便気味で量も少なかったのが、バナナ状の便が2本分ぐらい出るように。また、ハードなトレーニングをした翌日でも疲れがあまり残らなくなり、パフォーマンスが上がったとのこと。

嬉しいことに、その1カ月後には日本選手権で優勝も果たしました。

初診から約1年経過しましたが、現在でも良い状態をキープしており、東京オリンピックに向けてトレーニングの日々を過ごしていらっしゃいます。

おわりに

最強のアンチエイジングは「体の内側」の美しさを手に入れること。そしてそれは、「正しい食事」によってつくられた体で「正しい運動」をすることによって得られるのだと、具体例を挙げてここまでお話ししてきました。そして最後にもうひとつ、内側の美しさを手に入れる要素があると私は思っています。

それは「心が満たされているかどうか」です。

毎日を楽しく過ごし、心が満たされるとドーパミンやセロトニンの分泌が増えて免疫力もアップします。さらに、恋愛をしていれば、オキシトシンというホルモンや、フェニルエチルアミンという神経伝達物質などの分泌も増え、美肌効果やダイエット効果もアップします。ですから、本書を読んで最強のアンチエイジングを目指すみなさんには、ぜひ、毎日笑顔になれるような楽しいことをたくさん見つけ、ハッピーに過ごしてほしいと願っています。

言い換えれば、体に良い食事を摂ることも、運動をすることも、心が満たされることのひとつとして大いに楽しんでほしいのです。

「真の美しさは内側から出てくるものであり、外側の美しさはその補助に過ぎない」ともお話ししました。しかし、外側（見た目）の美しさを手に入れることで心が満たされることも事実です。長年悩んだ顔のシミをレーザーで取り除くことで、笑顔が何倍も素敵になる患者さんはたくさんいます。

また、2018年からは栄養療法で卵子の質を上げ、妊娠率をアップさせる日本初の「卵子アンチエイジング外来」にも取り組んできましたが、不妊に悩む患者さんが妊娠されたときの笑顔はまさに格別です。

私はこれからも、ひとりでも多くの人に笑顔になってもらえる治療ができるように、内側と外側、両方のアンチエイジングを追求し続けたいと思っています。

私は、このあとがきを留学先のシカゴのホテルで書いています。

食べ物（栄養）で病気を治す、体質を改善する、パフォーマンスを上げる学問、「機能性医学」「分子栄養学」の知識をより深めるためにアメリカに滞在しています。

アメリカに渡り、まずはワシントンDCで栄養療法の先駆的な学会、The

Institute for Functional Medicine（機能性医学）の講義を受けました。その後、シアトル近郊にあるDiagnosTechsという検査ラボで研修をして、さらにシカゴに渡りDoctor's Dataという検査ラボでも研修を受けました。

今回の留学中にさまざまな講義や研修を受け、そして世界各国のドクターや栄養に関連する専門家の方々とお話をするなかで、私は、「これまで私がやってきたことはやはり正しかった」と改めて確信しました。また、本書に書いたことは世界的に共通していることも実感しました。

最後にもう一度書きますが、一般的に医者は、症状を緩和すること（対症療法）が仕事で、根本的な改善（体質改善）はしません。「根本的な改善」は、あなたが自分自身でできることです。その具体的な方法は本書に書いた通りです。

美しくなりたい、健康になりたい、パフォーマンスをアップさせたいと思う、みなさんのお役に少しでも立てれば嬉しいです。

黒田愛美

黒田愛美（くろだ・あいみ）

美容・アンチエイジング専門医。トライアスリート。

1979年東京都生まれ。2003年獨協医科大学医学部卒業後、東京女子医科大学内分泌乳腺外科に入局。'07年品川美容外科へ入職。'11年同グループの美容皮膚科部門を立ち上げ、品川スキンクリニック新宿院の院長に就任。'13年には同クリニック表参道院院長に就任するも、新たな分野への挑戦と技術向上のため退職。その後は予防医学と分子栄養学を改めて学び、美容外科、美容皮膚科、アンチエイジング内科の非常勤医師として都内の複数のクリニックに勤務。体の内側と外側のアンチエイジング、両方に精通する医師として、多くの文化人、芸能人、アスリートからの信頼も厚い。趣味はトライアスロンでトライアスロンチーム「zippy's」に所属。'12年ロタ島で開催されたロタ・ブルー・トライアスロンでは女子4位に入賞、'17年ロッテルダムで開催されたITU世界トライアスロンシリーズグランドファイナルの日本代表選手に選抜された経験も持つ。現在も日々トレーニングに励み、年に3～5回、国内外の大会に出場している。

・ブログ　https://ameblo.jp/kurodaaimi131/
・インスタグラム　https://www.instagram.com/kurodaaimi/

アスリート医師《いし》が教《おし》える
最強《さいきょう》のアンチエイジング
食事術《しょくじじゅつ》51 運動術《うんどうじゅつ》26

2019年1月25日 第1刷発行

著 者 黒田愛美《くろだあいみ》
発行者 鳥山靖
発行所 株式会社 文藝春秋
〒102-8008 東京都千代田区紀尾井町3-23
電話 03-3265-1211
印 刷 光邦
製 本 大口製本

ISBN978-4-16-390905-9 Printed in Japan